カウンセラーは動物実験の夢を見たか

—— トラウマの実在論的記憶論 ——

中井 孝章

大阪公立大学共同出版会

目　　次

Ⅰ. トラウマとは何か………………………………………………………… 1

Ⅱ. トラウマは実在するか……………………………………………………11

    1. 実在／非実在の科学哲学的検討　　11

    2. トラウマの実在論——セル・アセンブリ仮説と記憶痕跡　　21

Ⅲ. 記憶のメカニズム…………………………………………………………25

    1. 保持時間を基準とする記憶の分類　　25

    2. 長期記憶（広義）の分類　　29

Ⅳ. 記憶の分子脳科学——記憶物質の実在論……………………………33

    1. 神経新生の促進と記憶物質の移動——海馬から大脳皮質へ　　34

    2. 記憶の強化とアップデート——連合による知識形成　　37

Ⅴ. トラウマ・PTSDの〈予防〉と〈治療〉へ至るルート……………42

    1. 神経新生の活用によるトラウマ・PTSDの〈予防〉　　42

    2. 再固定化阻害と消去学習によるトラウマ・PTSDの〈治療〉　　45

    （1）再固定化阻害による記憶の破壊　　46

    （2）消去学習による記憶の消失・減弱と脱感作　　51

    ①消去学習としての脱感作　　51

    ②脱感作としての持続曝露法（認知行動療法）　　56

    ③脱感作としてのEMDR　　62

Ⅵ. 身体・脳の制御を介しての心の制御に向けて⋯⋯⋯⋯⋯⋯⋯⋯⋯70
　　　　　──内的環境制御の射程

　　1. 外的環境制御とアーキテクチャ　　70

　　2. 内的環境制御とADHD解釈モードの変容　　73

　　3. トラウマ・PTSDの自然主義的制御　　76
　　　　　──エンハンスメントという臨界と消去学習

文献⋯⋯⋯⋯⋯⋯⋯⋯⋯⋯⋯⋯⋯⋯⋯⋯⋯⋯⋯⋯⋯⋯⋯⋯⋯⋯84

あとがき⋯⋯⋯⋯⋯⋯⋯⋯⋯⋯⋯⋯⋯⋯⋯⋯⋯⋯⋯⋯⋯⋯⋯88

Ⅰ．トラウマとは何か

　トラウマ（trauma）とは何か──ごく日常的にいうと，私たちが何らかの生活上のある体験をきっかけに心に受けるダメージ，いわゆる心の傷のことを指す。つまり，私たちは何らかの衝撃的なできごとを被ることにより，その影響が私たちにとって抗し難い恐ろしい体験もしくは不快に満ちた体験となり，その体験が肉体的ダメージだけでなく，精神的なダメージとなることをトラウマ体験もしくはトラウマと呼ぶのである。しかも，こうして受けた心の傷であるトラウマは，私たちの心奥に長いあいだ，記憶として残存してしまう。その意味で，トラウマとは外傷記憶なのである。平たくいうと，土石流で山林や民家が削り取られるのと同じように，トラウマは，私たちの心に甚大な傷跡（痕跡）を残すのである。

　ところで，トラウマには，日常的なトラウマと非日常的なトラウマがある。

　まず，非日常的なトラウマとは，死に直面するような恐怖や最大の不快感のことであり，こうした過酷なトラウマ体験を契機に後述する「心的外傷後ストレス障害（PTSD）」を発症することになる。具体的には，戦争，地震，火災，津波，事故，強盗，レイプ，虐待やネグレクト，ストーカー被害，DVなどを原因とするものである。これらはいずれも，人間の生存や生死にかかわるのっぴきならない体験である。これらの被害者は，災害や犯罪の犠牲となることを通して心的外傷といわれる過度の情動体験（激しいショックやストレス）を被り，激しい恐怖感や不安感や無力感に苛まれることになる。元々，PTSDを発症させる原因となる，非日常的なトラウマは，アメリカのベトナム戦争において復員してきた元兵士たちが経験してきた重篤な心的外傷のことである。復員した人た

ちは，この重篤なトラウマが原因で社会適応することができず，さまざまな精神的，身体的症状に苦しむことになったのである。

これに対し，日常的なトラウマとは，他者や集団から叱責されたり，否定されたり，無視（シカト）されたりすることにより，自らの自尊心が傷ついたり失われたりすることが原因となって生じるものである。日常的なトラウマには，一連のハラスメント，差別・憎悪表現（最近では，ヘイトスピーチやリベンジポルノ），いじめ（ネットいじめも含む）などが挙げられる。

ただ，こうしたトラウマの区分はあくまで仮のものであって，何が日常的なトラウマで，何が非日常的なトラウマかについては，トラウマを被る当事者にとって相対的なものとならざるを得ない。トラウマ体験は極めて主観的なものであり，その基準が千差万別であることから，何をもってトラウマかという判断は甚だ困難なのだ。見方を換えると，個々人が申告すると，何でもトラウマになってしまい，いわゆるトラウマのインフレが生じてしまうのである［高橋秀実，2005：9-10］。

このように，日常的なトラウマと非日常的なトラウマとの境界は，個々人によって不鮮明であることから，本書では2つを明確に区分せず，ときには日常的なトラウマであっても，PTSDを発症するという立場をとることにする。ただその一方で，PTSDに共通する特徴やDSM-5の定義を尊重することにしたい。繰り返すと，本書では，トラウマの重篤さを日常／非日常のレベルでは区別・差別せずに，個々人あるいは状況によっては，すべてのトラウマがPTSDを発症する可能性があるという立場をとることにする。

以上のことを前提とした上で，PTSDの定義ならびに特徴について言及していきたい。まず，「外傷後ストレス障害（PTSD：Post Traumatic Stress Disorder）」とは，生体（人間）が主として自らの生死にかかわるような実際の危険や危機に遭遇したり，他者の生死にかかわる現場に巻

き込まれたりするなどの強烈かつ衝撃的な体験および強度の身体的，精神的ストレスが，心の外傷（トラウマ）となって，時間が経過してからも，何らかの機会にその体験を幾度も繰り返し想起することで，激しい恐怖や不安を呼び起こし，生活上のっぴきならない支障をきたしてしまう心身の病気のことである。心の外傷（トラウマ）の原因となるものは，前述したように，戦争や地震から事故や暴力，差別やいじめに至るまでさまざまである。

　次に，PTSDの特徴について述べると，①類似した状況に置かれるなど何らかの機会に，トラウマが再び起こっているように，行動したり感じたりするといった「再体験」，すなわち「フラッシュバック」（夢の中でも起こる），②精神的な「麻痺」や，トラウマを想起させるような類似したものを避けるといった「回避」，③覚醒し過ぎた状態になるといった「過覚醒（hyper arousal）」，その結果，常時，緊張し，不眠やイライラ感が強くなる，といった3つである。

　重要なことは，PTSDを発症する原因となる心の外傷（トラウマ）は個々人によってさまざまでありながらも――個々人にとってトラウマ体験が相対的だという意味で――，前述した，PTSDの3つの症状，すなわち①再体験またはフラッシュバック（自然再燃），②麻痺と回避，③過覚醒，については共通するということである。だからこそ，これら3つの症状が，PTSDと診断するための基本的症状であり，これらの症状が，激しい恐怖や不安，無力感または戦慄を覚えるできごとの後，1ヶ月以上持続している場合にはPTSDと判断することができるのである。

　なお，参考までに2013年に公表されたDSM-5における心的外傷後ストレス障害の診断基準を次に示すことにする［日本精神神経学会，2014：269-272］。ただし，次の基準は，成人，青年，6歳を超える子どもについてのみ適用されるものであり，6歳未満の子どもには別の基準が設定されている（本書では省略した）。また，トラウマおよびPTSDに

4

関するDSMの記載が成されたのは，DSM‐Ⅳからである。

A．実際にまたは危うく死ぬ，重症を負う，性的暴力を受ける出来事への，以下のいずれか1つ（またはそれ以上）の形による曝露：
　(1) 心的外傷的出来事を直接体験する。
　(2) 他人に起こった出来事を直に目撃する。
　(3) 近親者または親しい友人に起こった心的外傷的出来事を耳にする。家族または友人が実際に死んだ出来事または危うく死にそうになった出来事の場合，それは暴力的なものまたは偶発的なものでなくてはならない。
　(4) 心的外傷的出来事の強い不快感をいだく細部に，繰り返しまたは極端に曝露される体験をする（例：遺体を収集する緊急対応要員，児童虐待の詳細に繰り返し曝露される警官）。
B．心的外傷的出来事の後に始まる，その心的外傷的出来事に関連した，以下のいずれか1つ（またはそれ以上）の侵入症状の存在：
　(1) 心的外傷的出来事の反復的，不随意的，および侵入的で苦痛な記憶
　(2) 夢の内容と情動またはそのいずれかが心的外傷的出来事に関連している，反復的で苦痛な夢
　(3) 心的外傷的出来事が再び起こっているように感じる，またはそのように行動する解離症状（例：フラッシュバック）このような反応は1つの連続体として生じ，非常に極端な場合は現実の状況への認識を完全に喪失するという形で現れる。
　(4) 心的外傷的出来事の側面を象徴するまたはそれに類似する，内的または外的なきっかけに曝露された際の強烈なまたは遷延する心理的苦痛
　(5) 心的外傷的出来事の側面を象徴するまたはそれに類似する，内的または外的なきっかけに対する顕著な生理学的反応
C．心的外傷的出来事に関連する刺激の持続的回避。心的外傷的出来事の後に始まり，以下のいずれか1つまたは両方で示される：
　(1) 心的外傷的出来事についての，または密接に関連する苦痛な記憶，思考，または感情の回避，または回避しようとする努力
　(2) 心的外傷的出来事についての，または密接に関連する苦痛な記憶，思考，または感情を呼び起こすことに結びつくもの（人，場所，会話，行動，物，状況）の回避，または回避しようとする努力

I．トラウマとは何か　5

D．心的外傷的出来事に関連した認知と気分の陰性の変化。心的外傷的出来事の後に発現または悪化し，以下のいずれか2つ（またはそれ以上）で示される：

（1）心的外傷的出来事の重要な側面の想起不能（通常は解離性健忘によるものであり，頭部外傷やアルコール，または薬物など他の要因によるものではない）

（2）自分自身や他者，世界に対する持続的で過剰に否定的な信念や予想（例：「私が悪い」，「誰も信用できない」，「世界は徹底的に危険だ」，「私の全神経系は永久に破壊された」）

（3）自分自身や他者への非難につながる，心的外傷的出来事の原因や結果についての持続的でゆがんだ認識

（4）持続的な陰性の感情状態（例：恐怖，戦慄，怒り，罪悪感，または恥）

（5）重要な活動への関心または参加の著しい減退

（6）他者から孤立している，または疎遠になっている感覚

（7）陽性の情動を体験することが持続的にできないこと（例：幸福や満足，愛情を感じることができないこと）

E．心的外傷的出来事と関連した，覚醒度と反応性の著しい変化。心的外傷的出来事の後に発現または悪化し，以下のいずれか2つ（またはそれ以上）で示される：

（1）人や物に対する言語的または肉体的な攻撃性で通常示される，（ほとんど挑発なしでの）いらだたしさと激しい怒り

（2）無謀なまたは自己破壊的な行動

（3）過度の警戒心

（4）過剰な驚愕反応

（5）集中困難

（6）睡眠障害（例：入眠や睡眠維持の困難，または浅い眠り）

F．障害（基準B，C，DおよびE）の持続が1カ月以上

G．その障害は，臨床的に意味のある苦痛，または社会的，職業的，または他の重要な領域における機能の障害を引き起こしている。

H．その障害は，物質（例：医薬品またはアルコール）または他の医学的疾患の生理学的作用によるものではない。いずれかを特定せよ

　解離症状を伴う：症状が心的外傷後ストレス障害の基準を満たし，加えて

ストレス因への反応として，次のいずれかの症状を持続的または反復的に体験する。

1. 離　人　感：自分の精神機能や身体から遊離し，あたかも外部の傍観者であるかのように感じる持続的または反復的な体験（例：夢の中にいるような感じ，自己または身体の非現実感や，時間が進むのが遅い感覚）

2. 現実感消失：周囲の非現実感の持続的または反復的な体験（例：まわりの世界が非現実的で，夢のようで，ぼんやりし，またはゆがんでいるように体験される）

おおよそ，トラウマおよびPTSDの概略が明らかになったところで，トラウマ・PTSDの特徴をまとめておくことにしたい。

1つ目は，トラウマ体験者やPTSD患者の語りからも明らかなように，トラウマが顕在化するのは，〈いま－ここ〉だということである。矛盾した言い回しになるが，トラウマはトラウマを受けた後で初めて顕在化してくるのであって，たとえ短時間後であっても，事後的な現象としてしか発現しないということである。その意味で，トラウマ体験は〈いま－ここ〉において成される。

2つ目は，1つ目に述べた，現在，すなわち〈いま－ここ〉で何らかの症状が発現する，たとえば異常に怯える，異常に悲しくなる，感覚・感情の麻痺が起こる，過覚醒が起こる，極めて気分が悪くなる，うつ状態に陥る等々といった症状を呈することは，現在からみて過去に起こった何らかの衝撃的なできごとを原因もしくは契機とするということである。いいかえると，トラウマは，別の何らかのできごと（その多くは，過去に体験した衝撃的なできごとと類似したそれ）をきっかけに外傷記憶が再現される。この場合の，過去の衝撃的なできごとの「想起」，すなわち「再現」こそ，前述した「フラッシュバック（自然再燃）」なのだ。PTSDは，強烈なトラウマ体験の記憶が，潜伏期間を経て幾度もフラッ

シュバックが起こる精神障害なのである。ときには，夢の中で見てしまうこともある。

　3つ目は，2つ目に述べた，さまざまな症状からみてトラウマ体験者およびPTSD患者は，当然のことながら，その当事者にとって否定的な影響をもたらすということである。その影響力は凄まじく，トラウマ体験者の一生を左右し兼ねないほどである。

　4つ目は，こうした心的外傷はすぐに消え去るのではなく，むしろ長いあいだ，トラウマ体験者やPTSD患者の心の中（心奥）にとどまるということである。こうした状況は，トラウマが「心の中に冷凍保存される」という比喩を用いるとわかりやすい。

　5つ目は，トラウマ体験・PTSD症状となる忌まわしいできごとおよびそれとセットになった，激しいショックやストレスを随伴する情動体験は，当事者が自らの意志によって忘却したり消去したりすることができないということである。トラウマの記憶は，当事者の意志を超えて"外部から"突然襲いかかってくるのである（DSM-5では「侵入的」と表現されている）。したがって，当事者にとってトラウマ・PTSDは制御不能なのである。

　以上のことから，トラウマは，災害や事件など人間の生命を脅かすできごとだけでなく，ごく日常的な差別やいじめやハラスメントなど，トラウマ体験者・PTSD患者にとって過去に起こった何らかの衝撃的なできごとが心的ダメージとなり，現在において——未来においてさえも——，別のできごとを契機に再燃（フラッシュバック）してくる現象のことであるといえる。トラウマは，脳（心）の中のどこかに貯蔵されているトラウマ記憶であり，その記憶は，時間を隔てて別の何らかの契機に想起されてくるのである。近年，トラウマ・PTSDは，痛みなどの不快な情報として恐怖記憶の形成に関与しているマイネルト基底核（based nucleus of Meynert）という部位に残された記憶が元で起こるのではない

かと考えられている［工藤佳久，2013：164］。マイネルト基底核のすぐ近くには，扁桃体と海馬があることから，トラウマ・PTSDを起こす不快な記憶はこの脳の部位に残存していると思われる（扁桃体が恐怖記憶や不安記憶の部位であるにもかかわらず，トラウマ記憶はこの部位には保存されていない）。そして，このマイネルト基底核をベースにトラウマ記憶が想起されてくるが，その現象がフラッシュバックなのである。その意味では，トラウマは，「トラウマ記憶」とも「トラウマ想起」，すなわちDSM-5の診断基準の一節にあるように，「侵入的で苦痛な想起（intrusive distressing recollections）」だといえる。想起は記憶の中に含まれるがゆえに，トラウマは「トラウマ記憶」であるというのが適切な表現なのである。

　ところで，元々，トラウマ（trauma）とは，古代ギリシャ語の「傷」のことであり，心理面での「傷（外傷）」，すなわち心理的な苦痛や苦悩を意味する語ではなかった。traumaが単なる肉体的な外傷を指す概念から心的外傷を指すそれへと意味を拡張・拡散していったきっかけは，精神分析の影響によるところが大きい。実際，traumaを心理的な事象を示す概念に拡張したのは，精神科医のP.ジャネである。また，同時代のS.フロイトは，traumaを快楽原則の彼岸にある不可解な症状として「外傷性神経症（traumatic neurosis）」［Freud，2010＝2012：52ff.］と名づけた。快いことを再体験することを望むという快楽原則からすると，traumaは望まないものを繰り返し体験するものに過ぎず，当事者に苦しみを与えるものでしかないのだ。

　筆者が『［心の言葉］使用禁止！』で述べたように［中井，2015］，精神分析をはじめとする心理療法は，医学の医学的思考モデルを模範とする医学的モデルを採用してきた。その結果，医学的思考モデルが，たとえば肉体的外傷としての「患部」や，感染症の原因としての「細菌」または「ウイルス」という具合に，原因を目に見えるもの，すなわち「実

在」として特定化してきたのに対し，心理療法が採る医学的モデルは，心の病の原因を「劣等感」とか「自信の欠如」とか「辛い体験」という具合に，単に言葉や概念といった「非実在」「非物質」として比喩的に捉えてきた。

こうした経緯から考えると，traumaという概念もまた，医学のように，目に見える実在としての肉体的外傷（患部）ではなく，過去に被った精神的ダメージを示す心的外傷のような，漠然とした表象，すなわち非実在としての何かと規定されざるを得ないのだ。この何かは，心の中に実在するものであっても，細菌やウイルス等の実体として実在するものではないのだ。ここに，トラウマがトラウマ体験者・PTSD患者（当事者）にとって相対的なものとならざるを得ない根拠が見出される。とはいえ，トラウマの実在性（心的実在性）を否定することはできない。したがって，トラウマ概念に潜在する曖昧さ（比喩的な意味の拡張）という問題点を受けとめながら，しばらくはこのまま論を進めていくことにしたい。

ところで，トラウマについては，精神医学で用いられる「サリエンシー（saliency）」という概念が引き合いに出されることがある。哲学者の國分功一郎によると，サリエンシーとは，「精神生活にとっての新しく強い刺激，すなわち，興奮状態をもたらす，未だ慣れていない刺激のことを指す。」[國分功一郎，2015：415]

では，この概念がトラウマ記憶との関連でどのように使用されるのかについて述べると，次のようになる（以下は，國分からの敷衍である）。

前述のように，サリエンシーとは，「未だ慣れていない刺激」のことであるが，私たち人間はサリエンシーだらけの世界に生まれ落ちながらも，習慣によってさまざまなサリエントな現象にその都度慣れ続ける過程でわが身を守っていく。こうして，人間はサリエントな現象に慣れ，そのことを幾度も反復する中でサリエントなものでなくしていくのだ。

そして，サリエンシーに慣れることは，予測モデルを形成することを意味する。

　このように，人間にとって世界はサリエンシーの集合体である。それゆえ，程度の差こそあれ，すべての経験はサリエントである以上，トラウマとなり得る可能性を持っていることになる。つまり，世界とかかわるありとあらゆる経験は，サリエントであり，多少なりともトラウマ的であるがゆえに，あらゆる経験は私たちの心に傷を残すのだ。「絶えずサリエンシーに慣れようとしながら生きている我々は傷だらけである。」［同前：422-423］

　したがって，「ある種の記憶は痛むが，別の記憶は痛まないのではない。記憶はそもそも全て痛む。それはサリエンシーとの接触の経験であり，多かれ少なかれ，トラウマ的だからである。」［同前：423］

　以上敷衍してきた國分のサリエンシーとは，つまるところ，トラウマの形成質料なのである。もっというと，私たち人間がサリエントな現象とのかかわりで形成する記憶はすべて，トラウマ記憶なのである。したがって，私たち人間はサリエンシーを被むざるを得ないという意味で，「汎トラウマ主義」を標榜することになる。

　繰り返し述べると，人間にとってすべての「未だ慣れていない刺激」のうち，その人にとってまったくの想定外の——予想モデルを超える——，サリエントな現象こそ，トラウマ記憶となり得る（一方，過少の，サリエントな現象は，慣れの反復構造や習慣，ひいては予測モデルで対処可能である）。

　こうして，私たち人間は生まれてこの方，常にサリエンシー，すなわちトラウマ的なできごとや記憶に晒され続けているのであり，それゆえ，精神分析のいう限定されたトラウマ（時間遡及的に見出される子ども時代の心の傷）は，脳科学や精神医学が示す汎トラウマ主義へと転回すべきであると考えられる。

II. トラウマは実在するか

1. 実在／非実在の科学哲学的検討

　I章では，トラウマとは何かについてその特徴を中心に述べてきた。近年，トラウマについてはさまざまな心理療法（臨床心理学）や精神療法（精神医学）の立場から治療法が構築・実践されてきた。ここであらためて問い直したいことは，トラウマとは一体何であるのかということである。

　この点について，認知心理学や認知科学のように，私たちの日常世界を捉える等身大の科学からすると，トラウマとは「トラウマ体験」または「トラウマ記憶」だということになる。認知心理学や認知科学の場合，トラウマは，私たちの頭（心）の中のどこかに刻まれた体験（経験）もしくは記憶されたものだということになる。あるいは，心理療法の立場からは，認知心理学や認知科学と同じ捉え方の延長線上で，頭（心）の中のどこか奥深くにしまわれた記憶でありながら，あるできごとを契機に想起されてくる（フラッシュバックされてくる）心の傷だと説明するかもしれない。いずれにせよ，これらの立場では，トラウマは何らかの心的実在であると漠然とした形で捉えられている。

　ここで注意すべきなのは，前述したように，認知心理学や認知科学と同じ思考に立つ心理療法が，「細菌」や「ウイルス」という「実在」を病気（感染症）の「原因」としてきた，医学の医学的思考モデルを模範としながらも，「原因」を「実在」から「心的実在」，すなわち物質的には「非実在」，もっといえば「言葉」や「概念」へとすり替えることによって，独自の医学的モデルを構築してきたということである。端的にいえば，医学的モデルの立場に立つ心理療法は，病気の原因を「非実

在」，すなわち非物質的な心の問題に見出してきたのである。心理療法は，心因性を最重視するといわれるが［岡野憲一郎，2006a：5-7］，それが意味するのは，神経症などの心の病気は心が原因となって引き起こされるということである。心因性というとき，内因性を示唆する，脳を含む身体の障害やトラブル，いわゆる脳という自然の摂理は視野に入ってはいないのである。

　したがって，認知心理学や認知科学およびその延長線上にある心理療法一般は，トラウマのような疾患を心因性の枠組みだけで捉えると同時に，トラウマを「トラウマ体験」や「トラウマ記憶」といった言葉（概念）として過不足なく把握しようとする。もっというと，心理療法では過酷な「トラウマ体験」や「トラウマ記憶」は心（脳）の中の〈どこかに〉保持されているはずだと大雑把に捉える。トラウマは〈どこかに〉体験・記憶されているという捉え方は，トラウマそのものを非物質化もしくは脱物質化してしまうことになる。このとき，トラウマは単なる言葉もしくは概念へと回収され尽くされてしまうのだ。せいぜい，心的実在を認めるのが関の山である。というのも，トラウマが心（頭）の中の〈どこかにある〉ということは，それが心（頭）の中の〈どこにもない〉ということと同義だからである。実際，ある心理療法家は，トラウマ体験・記憶は一生想起されないこともあると述べている。こういう得体の知れない，すなわち実在するかどうかがわからないものをどのように捉え，治療するというのであろうか。結論から述べると，認知心理学や認知科学およびその延長線上にある心理療法のトラウマの捉え方は矛盾している，否それどころか，破綻している。

　ここでトラウマを明確に捉えるために，認知心理学や認知科学およびその延長線上にある心理療法の思考法を一旦，リセットすることにしたい。その上で，科学哲学の立場から実在論もしくは科学的実在論について学ぶことにしたい。トラウマの"正しい"捉え方は，こうした迂回を

経てからの課題となる。

　ところで，戸田山和久は科学哲学の立場から秀逸な実在論もしくは科学的実在論を展開している。しかも，戸田山自身，科学哲学者としては珍しく，自ら科学的実在を肯定・擁護する立場に立っている（なお，戸田山の実在論および科学的実在論に関する整理は，ウィキペディアにも掲載されている）。

　戸田山は，次の2つの基準から実在／非実在を区分している。

　1つは，「独立性テーゼ」である。これは，「人間の認識活動とは独立に世界の存在と秩序をみとめる考え方」［戸田山和久，2005：148］を指す。もう1つは，「知識テーゼ」である。これは，「人間が科学によってその秩序について知りうることをみとめる考え方」［同前］を指す。

　そして，戸田山は，「独立性テーゼ」と「知識テーゼ」との組み合わせによって実在／非実在に関する3タイプの捉え方を図1のように析出する。

　図1を見るとわかるように，「独立性テーゼ」と「知識テーゼ」の両者を認める立場は，科学的実在論である。科学的実在論の中に「素朴実在論」が含まれているが，それは，私たちごく普通の人間は，自らが世界を認識するのとは関係なく独立して，この世界があるはずだ，そしてこの世界には何らかの秩序があるはずだ，と漠然と捉えていることを意

独立性テーゼを		知識テーゼを	
		認める	認めない
	認める	広義の実在論	
		科学的実在論 ［＊素朴実在論］	反実在論 （操作主義，道具主義， 構成的経験主義）
	認めない	観念論（独我論） 社会構成主義 （観念論の現代版）	

図1　独立性テーゼと知識テーゼに基づく実在論／反実在論／観念論の分類
（［戸山田，2005：250］を筆者が作成したもの）

味する。ただ，私たちごく普通の人間は，こうしたことを自覚的に認識している訳ではない。とはいえ，私たちは素朴に（漠然と）世界の実在を信じているため，後述する観念論者のように，窓から飛び降りることはない。

次に，「独立性テーゼ」は認めるが，「知識テーゼ」は認めない立場として，「反実在論」がある。急いで述べると，「反実在論」は，図1にもあるように，「広義の実在論」に分類される。つまり，「反実在論」は，私たち人間の認識活動とは無関係に独立して，世界の存在や秩序は認めるにもかかわらず，世界の存在や秩序に関しては正確に捉えることはできないという立場をとる。

「反実在論」の種類として，図1の通り，「操作主義」「道具主義」「構成的経験主義」という3つのタイプがある。「操作主義」とは，「電子はしかじかの値の負の電荷をもつ」という主張があるとした場合，その主張は「実験操作と得られる結果とを述べる文に書き換えてしまう」［同前：153］立場である。「道具主義」とは，たとえば「電子という言葉は，「観察可能なものについてのいろいろな現象論的法則を1つにまとめたり，観察可能なものについてのデータから，観察可能なものについての予言を導く仲立ちをしたりするための，推論の道具として役に立つ」［同前：153-154］という立場である。「構成的経験主義」とは，「現代の反実在論のニューモードで」［同前：155］，「できるだけ多くの観察可能な真理を帰結するような理論を構成して『現象を救う』ことが科学の目的であると考えている」［同前：161］立場である。

繰り返し強調すると，「科学的実在論」と「反実在論」はともに，「独立性テーゼ」，すなわち私たち人間の認識活動とは独立して，世界の存在や秩序があることを認める立場である。反面，「知識テーゼ」，すなわち世界に存在するものや，それを統べる秩序を私たちは正しく知ることができることを認めない立場である。後述するように，本書では両者が

ともに「独立性テーゼ」を承認することこそ重要なのである。

　最後に，「独立性テーゼ」と「知識テーゼ」の両者ともに認めない立場として「観念論」と「社会構成主義」がある。特に，「観念論」については，私たち人間の認識活動とは独立して，世界そのものは存在（実在）し得ないと捉える。D.ヒュームは世界は感覚与件を知覚したものに過ぎないと考え，感覚与件を無視した素朴実在論（世界をあるがままに捉えることができるという立場）を否定した。ヒュームの経験論を引き継いだI.カントは，すべての表象（先天的図式）は，主観とは独立した「物自体（Ding an sich）」が感官を触発することで生み出されると捉えた。ただ，カントのいう物自体は対象（現象）を成り立たせるものでありながら，不可知なものである。こうした観念論をより一層徹底したのは，E.マッハの感覚要素一元論である。マッハは「感覚は『物の記号』でさえもない。むしろ『物』とは，相対的な安定性をもつ感覚の複合をあらわすための思想上の記号である。物（物体）ではなくて，色，音，圧力，空間，時間（われわれが普通に感覚と呼んでいるもの）が世界の本来の要素である。」［マッハ，1921＝1969：438］というように，カントの物自体も含めて人間の外に実在している「物質」を否定し，世界は感覚の複合が作り上げる「思想上の記号」だと捉えたのである。かつてV.I.レーニンは，『唯物論と経験論批判』という著書の中でマッハ主義であるA.ボグダーノフを批判したが（マッハ－ボグダーノフの観念論対レーニンの実在論），近年，中沢新一や白井聡らによってレーニンの物質概念が弁証論的唯物論やマルクス－レーニン主義の枠を超えて独自の実在論として注目されている［中沢新一，1994／白井聡，2015］。今日においても，マッハの感覚要素一元論は究極の観念論である。

　そして，マッハに代表されるこうした観念論の現代版が「社会構成主義」である。「社会構成主義」にはさまざまな立場があるが，共通点は，すべての現実は人間の相互行為およびそれを表現した言語や概念によっ

てその都度その都度構成されているという認識にある。ここでは社会科学における社会構成主義について言及する。

　ところで，社会構成主義，ひいては現実の社会構成過程という捉え方を打ち出したのは，P.L.バーガー，T.ルックマン［以下，B＝Lと略記］という著名な社会学者であった。B＝Lによると［Berger, Luckmann, 1967＝1977＝2003：82-312］，現実の社会的構成過程は，「外在化（externalization）」，「客観化（objectivation）」，「正当化（legitimation）」，「内面化（internalization）」といった4つのプロセスが順次継起することによって成り立つ。

　まず，私たち人間は肉体的，精神的な実践活動によって自己および他者に向けて何らかの意味（主観的な意味世界）を外に向けて投企していく。これが「外在化」のプロセスである。そして，その外在化された対象が客観的な存在（モノ）として人間に対し立ち現れてくる。これが「客観化」のプロセスである。これら2つのプロセスを通して主観的な意味が客観的な対象（モノ）へと転化されることになるが，それは「制度化」と呼ばれる。

　そして今度は，「制度化」された客観的現実が，人間に対し客観的に機能することにより，主観的に受け入れられるようになる。これが「正当化」のプロセスである。そして，その客観化されたものが再び，個人の主観的世界に再投射され，個人の意識の中に取り入れられるようになる。これが「内面化」のプロセスである。これらの契機の循環（円環）を通して現実は，主観的世界と客観的世界との弁証法的関係として成立する。こうして，現実は社会的に構成されることになる。

　いま述べた現実の社会的構成過程を具体例を用いて説明することにしたい。たとえば，私たちはどこかへ移動するとき，歩いたり，自転車に乗ったり，自動車やバスに乗ったりするという具合に，さまざまな手段を用いる。歩く，自転車に乗る，自動車やバスに乗るという行動はすべ

て，私たちが肉体的，精神的な実践活動によって自己および他者に向けて何らかの意味を外に向けて投企することである。あるいは，何らかの意味を表現しているといってもよい。これらは一定の集合体（形）となる。集合体が形成される以上，そこには何らかの秩序が必要になる。その具体的な表れが交通標識に象徴される交通ルール体系，すなわち交通表象にかかわる制度である。そしてその制度は，言葉によって表示されることになる。その言語化された制度（この場合は交通ルール・システム）を私たちは客観的なものかつ正当なものと捉え，自らに内面化することになる。交通ルール・システムを内面化することはすなわち，私たちがそれにしたがって（ときには，赤信号を渡るなどルールを逸脱して）公共の道路を移動することを意味する。しかも，交通ルール・システムは，たとえば2015年6月1日から改正された道路交通法改正（自転車交通違反の罰則強化）のように，時代の要請に応じてその都度変化していくのである。

いま，交通ルール・システムを例示したが，外在化された対象が客観的な存在として人間に対し立ち現れてくるもののうち，最たるものは言語という制度である。B＝Lが述べるように，「言葉は意味と経験の厖大な蓄積の客観的な貯蔵庫となることができる」［同前：117］のであり，現実は言語的に構成される。むしろ言語化されない現実は，現実たり得ないとさえいえる。

以上がB＝Lによって解明された現実の社会的，言語的構成過程であるが，交通ルール・システムという記号システムと同様，言語もまた，これと同じ構成過程を辿る。正確にいうと，記号システムは，言語によって意味づけられている（R.バルトは，F.ソシュールの記号学と異なり，すべての記号は言語的なものを抜きにして理解することができないと考えた）。

B＝Lによって定式化されたように，社会構成主義は，現実とは，私たち人間と人間のあいだ，すなわち相互主観的に取り決めたルールや言葉・概念に過ぎないと見なすのである。したがって，社会構成主義の立

場では，実在そのものを認めない，あるいは実在を認める必要性がないのだ。というのも，現実は一刻たりとも固定化されることなく，交通ルール・システムのように，常に構成され続けられるからである。社会構成主義にとって現実を固定化することこそ，現実のダイナミズムを見失う錯誤に過ぎないのだ。その意味では，たとえば「『家族』とは……である」と定義することさえ拒否せざるを得ないことになる。つまるところ，社会構成主義にとって「家族」は「実在」しないのだ。

　さらに，社会構成主義がとるこうした捉え方は，観念論よろしく，すべてのものは人間同士が取り決めたもの，つまるところ，それを端的に示す言語へと行き着く。つまり，言葉（概念）そのもののみが実在するのだ。そのことは，現実や世界の非物質化や脱物質化を招来してしまう。人文社会科学系の学問が言葉や概念だけで構成された世界となるのは，このためであると考えられる。もっというと，人文社会科学系の学問の一部には，言葉や概念を昇華した，いわゆる象徴主義がみられるが，その世界は非物質化や脱物質化の最たるものである。F.ダゴニェや藤本一勇が指摘するように［Dagognet, 1989 = 2010／藤本一勇, 2013］，社会の高度情報化によって世界の非物質化や脱物質化がより一層促進され，いまや，イデアが世界を覆い尽くしている。高度情報社会は非物質化・脱物質化された，新プラトニズム社会にほかならない。

　さて，科学的実在論を中心にその対極にある観念論や社会構成主義について概観してきたが，再度，確認すべきなのは，科学的実在論の立場だけが，私たち人間の認識活動とは無関係に，いわば独立して，世界の存在や秩序があるはずだという確信（信念）を持つことに加えて，世界の存在や秩序について，私たち人間は正しく知ることができるはずだという確信（信念）を持つということである。しかも，こうした実在（科学的実在）に対する揺るぎない捉え方は，皮肉なことに，市井のごく普通の人間がとる立場，すなわち目の前に机があれば，「（そこに）机があ

る」と素朴にその机の実在を確信するだけで，いちいち，そこで立ち止まって「目の前にある机は本当にこのような姿で，実在していると考えてよいものか」とか「実際の机は光の反射によって目に見えたものだから，これとは異なった様相で実在しているのではないか」という具合に，思案することはない。そういう人たちは，目の前の机を素朴にかつあるがままに実在していると確信しているのだ。

　矛盾を承知の上で述べると，観念論や社会構成主義の立場をとる思慮深い研究者や哲学者であっても，日常生活を円滑に営む上では無意識的に素朴実在論の立場をとっている。私たちの誰もが前方から向かって来る自動車を避けることができるのは，こうした素朴実在論をベースに行動をしているからなのであり，観念論や社会構成主義よろしく，迫り来る自動車のことを本当に実在するのかなどあれこれ詮索するとすれば，そのときは身の危険に晒されるであろう。つまり，私たち人間はいかなる考えを持つ者であれ，日常生活では素朴実在論をベースに行動しているのであり，したがって，観念論や社会構成主義の立場はあくまでも，日常世界を離れたもうひとつの現実（学問の世界）においてだけだということになる。

　以上のことから，実在／非実在の分水嶺は，科学的実在論・反実在論／観念論・社会構成主義にあることがわかった。本書では科学的実在論と反実在論の違いよりも，科学的実在論・反実在論と観念論・社会構成主義の違いの方がはるかに重要な意味を持つことから，前者の相違についてはこれ以上言及せずに，論理を進めていくことにしたい。繰り返すと，科学的実在論と反実在論では，実在を認めるという点では同じ立場であるにもかかわらず，実在（科学的実在）やその秩序を正しく捉えることができるか否かでは，見解が分かれる訳であるが，この差異は科学の進展からすると，それほど大きなものではないと考えられる。というのも，科学的実在の種類によってはその秩序，具体的にはその法則およ

20

び数学的記述ができていないものが多々あるからである。見方を換えると，反実在論の立場は，科学的実在論の立場の中の慎重派だといえなくもない。

　再度確認したい。精神療法とは異なり，薬物療法を行わず，専ら，言語もしくは非言語をクライアントとの唯一の媒体とする心理療法は，図1の分類では観念論・社会構成主義に分類されることになる。繰り返し強調するならば，心理療法は，医学の医学的思考モデルを模範としながらも，病気の原因を病原菌やウイルスといった実在に求めずに，専ら，カウンセラー（セラピスト）とクライアント（というよりも，人間と人間）の相互主観的に構成された言葉や概念（総じて，言語）に還元するのである。これが，心理療法のとる医学的モデルの正体なのだ。ある精神分析家が述べるように［Spence, 1987 ＝ 1993］，心理療法・治療で用いられる言語は，心的実在を示すメタファーである。メタファーをどのように使いこなすかこそ，精神分析家の技術だと言わんばかりである。

　こうして，観念論・社会構成主義と同等の立場に立つ心理療法・治療は，トラウマを「トラウマ体験」もしくは「トラウマ記憶」といった概念（言語）だけで捉える非実在論の立場に立つことが明らかとなった。心理療法・治療は精神分析に典型されるように，トラウマを概念（言語・メタファー）としてのみ捉えるからこそ，これまでトラウマ問題が解決されてこなかったのではなかろうか。J.ハーマンの記憶回復療法（精神分析的方法）のように，偽の記憶が被害者の内面に植えつけられることによって，親密な関係にある人たちが加害者とされ，犠牲になったことはあっても，トラウマに関して秀でた心理療法・治療は皆無であった。その根拠は，心理療法・治療がトラウマを単なる概念（言語）へと回収し，それゆえ心因性のレベルだけで捉えてきたことにあると考えられる。

　したがって，本書では一旦，「トラウマ＝（心理学の）概念」という捉

Ⅱ. トラウマは実在するか　21

え方をリセットして，反実在論－科学的実在論の立場から捉え直してい
くことにしたい。後述するように，こうした捉え直しは社会構成主義よ
ろしく，概念上の捉え直しに終始することを意味しない。

2.　トラウマの実在論──セル・アセンブリ仮説と記憶痕跡

　分子脳科学は，心理学や認知科学およびその延長線上にある心理療法
とは異なり，トラウマ記憶，総じて，記憶を分子レベルで科学的実在と
して捉えていく学問である。そのとき，まず持ち出されるのが，記憶痕
跡（memory engram）であり，この物質の実在を実証することになった
「セル・アセンブリ（細胞集成体）仮説」である。「セル・アセンブリ仮
説」とは，D.ヘッブが提唱したもので，ある情報（刺激）が入ってきた
とき，特定の神経細胞が活性化されると，その細胞とシナプスで連結し
ている別の神経細胞が1つのグループ，すなわちセル・アセンブリを形
成して活動を行うというものである。つまり，ある刺激が入ったとき，
すべての神経細胞が活性化するのではなく，特定の神経細胞だけが活性
化され，しかも，それとシナプスつながりの神経細胞がタイアップしな
がら，神経細胞グループ集団（集成体）を形成することにより，特定の
情報を表現するのである。
　そして，セル・アセンブリ仮説と関連の深い記憶痕跡は，次のように
定義される。脳科学辞典によると，「記憶痕跡とは，学習時に活動した
特定のニューロン集団（セル・アセンブリ）という形で脳内に残った物理
的な痕跡のことである。学習時に同期活動をしたニューロン同士は強い
シナプス結合で結ばれるため（シナプス可塑性），何らかのきっかけで一
部のニューロンが活動すると，このニューロン集団全体が活動し，その
結果として記憶が想起される。シナプス可塑性は，シナプスレベルの記
憶痕跡と言うこともできる。」［鈴木章円・大川宜昭・野本真順・井ノ口

馨，2014］

　このように，記憶痕跡は，「痕跡」という言葉の通り，活性化した特定の神経細胞グループの物質的な軌跡のことである。結論から述べると，記憶痕跡は，すでに利根川進チームによってその実在が実証されている。「2012年，利根川進のグループは，オプトジェネティックス（光遺伝学）法を用いて，特定のニューロン群の活性を制御することで記憶痕跡の物理的存在を示した。」［同前］その実証実験の仔細はさておき，人為的な操作によって恐怖記憶を想起させるという動物実験を通して，「記憶が学習時に活性化した特定のニューロン群（セル・アセンブリ）に割り付けられて符号化されていること」［同前］，すなわちアンサンブル・コーディングが明らかとなったのである。

　以上述べた，シナプス可塑性，セル・アセンブリ仮説，記憶痕跡をわかりやすく図示したものを示すことにする［井ノ口馨，2015：87］

　図2からわかるように，まず，静止状態の神経細胞にある情報（刺激）が入ってくると――図中の「経験」――，シナプスで繋がった特定の神経細胞集団に情報（刺激）が伝わり，同じ情報（刺激）が何度も繰

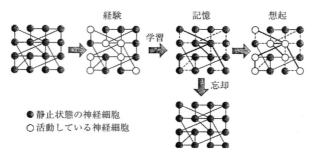

図2　シナプス可塑性とセル・アセンブリ仮説

り返し入ってくると，そのことに対応してシナプスの繋がりが強くなる。そして，同じ情報（刺激）を契機に連結した神経細胞群は1つの集団（セル・アセンブリ）を形成し，その集団が「記憶」を表現するとともに，保持する。そして，一旦形成されたセル・アセンブリ（神経細胞集団）は，シナプスの可塑性によって長期間保存される。その後，ある情報（刺激）が長期間，途絶えてしまうと，神経細胞集団は休止状態に置かれ，図中のように，「忘却」されてしまうこともあるが，同じある情報（刺激）が再度，入力されると，一度形成された神経細胞集団は同じセル・アセンブリとして活動を行う。こうした活動は，図中の「想起」に対応する。図中でいうと，記憶痕跡は，シナプスによる繋がりを強化したことで——図中ではシナプスが太い線として表現されている——，神経細胞集団が休止状態にあるあいだでも，消失することなく，維持されている（神経細胞同士が伝わりやすくなっている）ことを指す。裏を返せば，覚えていたことを想起することとは，何らかの契機によって休止状態にあったセル・アセンブリが活動状態になるということなのである。

　ところで，記憶痕跡に関しては，分子レベルでの記憶痕跡に対応するものとして，従来，カルシウムカルモジュリン依存性タンパク質キナーゼⅡ（CaMKⅡ）が考えられていたが，今日では否定されていて，対応する物質は見つかっていない。とはいえ，神経回路レベルの記憶痕跡は，光遺伝学の発達によってセル・アセンブリ（神経細胞集成体）そのものを操作したり観察したりするまでには至っている。その意味では，記憶痕跡が分子レベルに特定の物質まで特定される可能性が高い。

　さらに，前述してきた記憶痕跡およびセル・アセンブリ仮説との関連で，環境情報から情動や注意などによって選別（符号化）された情報が記銘され，海馬によって重要だと判断された情報が固定化されて，長期記憶（＝安定化した記憶）として保持され，それが必要なときに想起されることで不安定化し（想起した記憶の不安定化），新しい情報と連合して

記憶が再固定化され，更新後の長期記憶となる，といった記憶のプロセスを図示しておきたい［岡田大介，2011：515］。なお，記憶の再固定化等については後で詳述する。

ここで重要なのは，図3に示されるように，選別情報から形成された長期記憶から想起した記憶は，記憶痕跡によって神経細胞集団（セル・アセンブリ）が同一であることが，図中の記号（丸のばらつき＝シナプスの繋がり）で示されていることと，（この点は後述することになるが）想起した記憶から更新後の長期記憶では，記憶の再固定化（および記憶のアップデート）によって図中の記号（丸のばらつき＝シナプスの繋がり）がまったく異なることが示されていること，これら2つである。後者，すなわち記憶の再固定化によって，記憶痕跡およびそれを形成する神経細胞集団そのものは変容するのである。

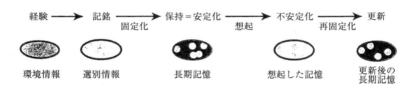

図3　記憶の時間経過

以上のように，分子脳科学は，記憶が記憶痕跡という形で物質として実在していることを実証したのである。したがって，これから先は，「記憶＝記憶痕跡＝物質」というように，記憶の実在論を展開していくことにする。トラウマもトラウマ「記憶」であることにおいて，トラウマ記憶の実在論を展開していくことになる。

Ⅲ. 記憶のメカニズム

1. 保持時間を基準とする記憶の分類

　記憶およびトラウマ記憶とは何かについて解明する前に，記憶の分類を心理学と脳科学（臨床神経学）の立場から整理しておくことにする。あらかじめ述べると，心理学による記憶の分類が実験データに基づく平均値となるのに対し，臨床神経学による記憶の分類は被験者に記憶したさまざまな事柄に関する質問を行い，その質問を通して想起させ，想起したものを評価するものである。臨床神経学は，臨床場面における被験者に対する質問を行い，それを測定・評価するということを目的としている。

　また，心理学による記憶の分類は，保持時間が短い記憶から順番に，感覚記憶，短期記憶，長期記憶というものになるが，臨床神経学による記憶の分類は，即時記憶，近時記憶，遠隔記憶というものになる。双方の学問分野では，分類する名称や内容も異なるが，ここでは，これら2つを形式的に統合していくことにしたい。

　保持時間（記憶している時間の長さ）から記憶を分類していくと，まず，最も短時間の記憶は，感覚記憶または即時記憶となる。感覚記憶（即時記憶）とは，目（視覚），耳（聴覚），鼻（嗅覚），舌（味覚），皮膚（触覚）といった五感（感覚器）が捉えた外界からの刺激をごく一瞬，保持したものである。感覚記憶は，各々の感覚器官の中に特有な形で存在し，瞬間的に保持される無意識的な記憶である。ただ，感覚記憶（即時記憶）は，ほんの少し前の過去を覚えているため，ものごとを連続したできごと（動きや流れ）として認識することができる。感覚記憶は，視覚で1秒弱，聴覚で約4秒，覚えることができる（ここから，即時記憶と

呼ばれる）。

　そして，外界から各々の感覚器官に受容されたさまざまな刺激（情報）は，感覚記憶（即時記憶）として瞬間的に保持されるとともに，その大半は消失されるが，感覚記憶によって保持されたもののうち，注意を向けられた情報のみが短期記憶として保持されることになる。短期記憶は，ものごとを約20秒から1分程度，覚えることができる。私たちが本の索引を見て該当ページを開くまで一時的に覚えているなど，些細なことを少しのあいだ，メモ的に覚えているのが，短期記憶に相当する。ただ，短期記憶の場合，保持時間のみならず，一度に保持される情報の容量の大きさにも限界があり，大半の情報は消失されてしまう。

　短期記憶に貯蔵される情報の大半は忘却されるにもかかわらず，そのごく一部は近時記憶として保持されることになる。近時記憶の場合，ものごと（できごと）を数時間から数日間にかけて保持することができる。たとえば，明日の仕事のスケジュールとか，昨日の昼食に食べたもの等々といった具合である。

　さらに，近時記憶が脳の中にしっかりと定着し，忘れることのなくなった記憶がある。それが長期記憶である。こうして保持される情報は，長期記憶として安定化される訳であるが，その過程のことは記憶の固定化と呼ばれる。すぐに忘却されることのない，安定化した記憶のことである。長期記憶は，短期記憶や近時記憶とは異なり，保持時間のみならず，一回の保持される情報の容量の大きさにも限界はない。たとえば，高校で記憶した年号（後述する意味記憶）やキャンプに行ったときの記憶（後述するエピソード記憶）などは長期記憶に相当する。実は，長期記憶は近時記憶（もしくは短期記憶）が幾度も繰り返し想起された結果，作り出された安定化した記憶なのである。

　ただ，急いで付け加えると，ここでいう長期記憶とは，広義のそれである。つまり，広義の長期記憶は，覚えたことを想起するのに海馬

を必要とするかしないかで2つに分けられる。まず，想起するのに海馬を必要とする記憶，すなわち海馬依存的な記憶としての長期記憶は，比較的，最近の記憶，すなわち狭義の長期記憶である。一般に，狭義の長期記憶は，6ヶ月〜2年以内の新しい記憶だといわれている。ただ，前述した短期記憶や近時記憶との整合性を考慮するとき，狭義の長期記憶（最近の記憶）は，数時間から数日にかけて覚えているとされる近時記憶〈以上〉（後述する）遠隔記憶〈未満〉と規定するのが妥当ではなかろうか（勿論，最近の記憶［狭義の長期記憶］と遠隔記憶の区別・分類は，海馬依存的か非依存的かを基準としているのであり，両者の時間の長さを基準としているわけではない）。

　最近の記憶としての狭義の長期記憶に対し，想起するのに海馬を必要としない記憶，すなわち海馬非依存的な記憶としての長期記憶は，遠隔記憶と呼ばれている。遠隔記憶は，「遠隔」が遠隔地とか離れたところという意味を指すことからわかるように，空間的に隔たったところに貯蔵された記憶を含意している。時間の長さからいうと，遠隔記憶は，狭義の長期記憶よりも以前（昔），すなわち2年以上前の記憶を指す。なお，長期記憶（狭義）および遠隔記憶が定着するには，タンパク質の合成や遺伝子が関与する。「長期記憶を形成するような強い刺激が入力されると，神経活動に依存的なシグナル伝達経路を介して核へとシグナルが伝達され，新たな遺伝子発現およびタンパク質の合成が起こる。この神経活動に依存的な転写を担う転写因子としてCREBがある。」［野中美応・尾藤晴彦，2014］それは，図4のように示される［田村隆明，2011：243］。

　以上のように，海馬依存的な記憶が狭義の長期記憶（最近の記憶）であり，海馬非依存的な記憶が遠隔記憶である。そして，海馬依存か非依存かということは，現在を基準にしたとき，2年未満か2年以上，すなわちおよそ2年が境界となる。したがって，2年未満の新しい記憶なら

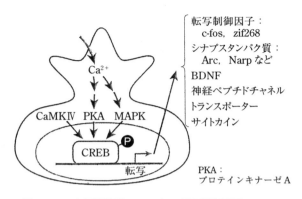

図4　LTPや長期記憶にかかわる転写制御因子CREB

ば，海馬を経由しなければ想起できないであろうし，2年以上の古い記憶ならば，海馬を経由しなくても容易に想起できるであろう。海馬が萎縮した認知症高齢者が2年以内の新しい記憶は想い出せないにもかかわらず，2年以上前の古い記憶——たとえ50年以上前の記憶であっても——容易に想い出せるのは，以上の理由に基づく。

　ところで，長期記憶（遠隔記憶）となった記憶であっても，老化や脳の外傷が原因で想起できないものも少なからずある。記憶のメカニズムからすると，記憶（記銘）することおよび貯蔵することと，想起することとはまったく別の事柄なのである。よくよく考えてみれば，記憶は，行動の単位および順序で示すと，記銘（覚えること），保持（覚えておくこと），想起（思い出すこと），さらには，忘却（忘れること）といった4つから成り立つ。これら4つのうち，記銘がインプットに，想起がアウトプットになることから，「記憶＝覚えること＝記銘＝インプット」だと一括りにすると，「想起＝アウトプット」となり，情報の流れは正反対になる。当然のことながら，覚えたことをすべて思い出すことはできない，あるいは一生思い出すことがないことも起こり得る。

　また，ここで記憶の1つの行動単位として忘却を含める理由は，記憶

の司令塔または制御部位である海馬には大量の情報がインプットされてくるが，その大量の情報が海馬にとどまると，新しい情報がインプットされなくなる，そういう意味で，新たに記憶する（新たな情報をインプットする）ためには，海馬にある情報を忘却しなければならないからである。この場合の忘却には，海馬から大脳皮質へと情報（記憶したもの）を移すという意味での忘却と，重要でない情報を消去・破棄するという意味での忘却の2つが含まれている。この意味において，記憶とは忘却であるといえる。

　想起に戻ると，たとえば，大人が子どもと比べて，社会科の年号のようなものを想い出せないことが少なくないが，そのことは，大人が子どもと比べて必ずしも記憶力が悪くなった訳ではなく，大人の方が子どもよりも長期記憶（遠隔記憶）をしている事柄がはるかに多いため，すぐに想起できないだけである（子どもは記憶した事柄が少ないので，すぐにかつ正確に想起できるだけなのだ）。

　こうして，覚えている時間の長さ（保持時間）を基準に分類すると，記憶は，一瞬（数秒）だけ覚える「感覚記憶（即時記憶）」，20秒から1分程度，感覚記憶よりも少しだけ長く記憶が保持される「短期記憶」，数日間程度，短期記憶よりもかなり長く記憶が保持される「近時記憶」，そして，2年未満の間，海馬を必要としながらも覚えている「狭義の長期記憶（最近の記憶）」，最後に，2年以上のあいだ，海馬を必要とせずに，ほぼ一生のあいだ，記憶が保持される「遠隔記憶」となる。

2. 長期記憶（広義）の分類

　以上の分類を踏まえた上で，次に，記憶分類を示していくことにする。

　重要なことは，これから示す記憶分類はすべて，広義の「長期記憶」

（狭義の長期記憶と遠隔記憶）だということである。記憶とは覚えていること（結果），正確には，記憶したことを想起できることを基準にしているがゆえに，記憶といえば長期記憶や遠隔記憶ということになるのである。そのことを前提にした上で，改変したものを図5として示すことにしたい。

　図5に示されるように，まず，「記憶＝長期記憶・遠隔記憶」は，「宣言的記憶（陳述記憶）」と「非宣言的記憶（非陳述記憶）」の2つに分かれる。ここでの分類基準とは，言語で表現・記述できるかできないかにある。名称の通り，「宣言的記憶」は言語で表現・記述できる記憶であるのに対し，「非宣言的記憶」は言語で表現・記述できない記憶であることになる。

　次に，「宣言的記憶」は，「意味記憶」と「エピソード記憶」の2つに分けられる。「意味記憶」は，前述した年号のような，知識の記憶であり，言語学習（記号学習）の繰り返しによって覚えることのできる記憶である。これに対し，「エピソード記憶」は，キャンプしたときの思い出や修学旅行で行った枕投げの思い出など，きわめてパーソナルな記憶である。両者の違いをより明確化するには，次のような質問を用いれ

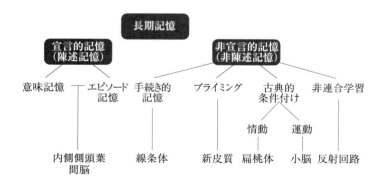

図5　記憶の分類

ばよい。つまり，「～を知っているか」に対する答えが「意味記憶」であるのに対し，「～を覚えているか」に対する答えは「エピソード記憶」となる。ただし，「意味記憶」には富士山のイメージ，「エピソード記憶」には小学生のときの給食の味や匂い，というような非言語的な記憶も少なからず存在する。

　次に，「非宣言的記憶」について分類すると，図5のように，「手続き的記憶」「プライミング」，「古典的条件付け」「非連合学習」となる。

　順次，説明すると，まず，「手続き的記憶」とは，たとえば，子どものとき自転車の乗り方や平泳ぎなどを一旦身につけると，ほぼ生涯，こうした技能を行うことができるという類の記憶である。いわゆる「からだで覚える」または「からだが覚えている」という類の記憶の仕方である。手続き的記憶は，職人のように，最初のうちは（ノービスのときは）意識的にからだを動かすが，幾度も練習を重ね，熟達するうちに（エキスパートになるにつれて）無意識的にからだを自然に動かせるようになるような記憶である。ただ，こうした技能的な記憶は，心理学が含意するように，からだに記憶がある訳ではなく，複雑な手や足の動き等々という技能を制御する脳（この場合は，主に小脳）に記憶が保存されているのである。手続き的記憶は，小脳を中心とする脳の記憶である。なお，手続き的記憶の外延は大変広く，生体が生きていく上で不可欠な活動すべてを射程とする。そうした活動には，習慣的なものもあれば，無意識的なものもある。最新の脳科学によると，英会話やピアノ演奏等々，すべての分野で熟達した技能を身につけるには，2,200時間，対象とする活動に取り組まなければならないという。それだけの時間を特定の技能訓練につぎ込めば，脳の活動部位が縮減され，無駄な活動をしなくなる訳である。

　次に，「プライミング」とは，先行する記憶（刺激）が後続する事柄（刺激）の情報処理に影響を及ぼす現象のことを指す。もっというと，

先入見が後の行動に影響を与えてしまうことである。また，プライミングは，手続き的記憶と同様，無意識的に想起される長期記憶である。

　次に，「古典的条件付け」とは，I.パブロフで有名なイヌの実験に代表されるように，イヌに餌を与える前にベルの音を鳴らすことによって，徐々にベルの音を聞くだけで機械的に唾液を分泌するようになるというように，ある刺激（餌）と別の刺激（ベルの音）との関係の連合学習となる。端的には，何らかの刺激に対し対応するという条件反射のことである。あるいは，刺激−応答というレスポンデント条件づけのことである。

　最後に，「非連合学習」とは，生体が単一（同一）の刺激を繰り返されたときに生じる学習のことである。非連合学習は，慣れと感作である。これらは極めて単純・単調な非連合学習の形式の代表である。

　以上，記憶の種類を，まず，覚えている時間の長さ（保持時間），そして，海馬が必要／不必要を基準にした2つの記憶，すなわち狭義の長期記憶と遠隔記憶の分類という基準で整理してきた。これで記憶全般について把握できたことから，次に，分子脳科学から捉えた記憶について井ノ口馨を敷衍していきたい。なお，分子脳科学へと至るまでの，記憶の神経科学的研究の原点は，『脳の可塑性と記憶』［塚原仲晃，1987／2010］であり，本書もこの著書に拠るところが大きい。

Ⅳ．記憶の分子脳科学——記憶物質の実在論

　本章で述べる分子脳科学は，分子レベル，すなわち物質を分析対象とする脳科学の一分野である。したがって，分子脳科学はトラウマを，マイネルト基底核に残存している「トラウマ記憶」という物質として捉えることになる。

　ところで，反実在論—科学的実在論の立場からトラウマを捉えると，次のようになる。つまり，トラウマとは心に傷ができるほどにショッキングな体験や記憶のことを指すというよりも，過去にこうしたショッキングな体験をし，それが記憶として心の中に刻まれたことが，ある別の契機を介していま－ここに自然再燃（フラッシュバック）してくるできごとだといえる。ここで重要なのは，トラウマとはいま－ここで起こっているフラッシュバックそのもののことではなく，そうしたフラッシュバックを起こさせることとなる過去の何らかの記憶のことだという点である。つまり，トラウマとは，いま—ここでフラッシュバックを起こさせるところの，過去の記憶，すなわち「トラウマ記憶」というべきものなのである。

　「トラウマ」を「トラウマ記憶」という概念へと置き換えるくらいのことであれば，前述したように，認知心理学や認知科学およびその延長線上の心理療法と何ら大差はないはずである。心理療法でも，「トラウマ記憶」という捉え方をするであろう。ところが，心理療法とこれから述べる反実在論—科学的実在論の立場がまったく異なるのは，この「トラウマ記憶」を単に心的実在を示す概念と捉えるのではなく，概念（言語）そのものを超えて，マイネルト基底核に残存している科学的実在（物質）だと捉えることにある。

　繰り返し強調しよう。「トラウマ」とは，物質として実在している

「トラウマ記憶」のことであり，この「トラウマ記憶」は科学的実在である，と。したがって，「トラウマ記憶」とは，素粒子や暗黒物質等々と同じく，物質性をともなった科学的実在なのである。そして，「トラウマ記憶」が科学的実在であるということは，脳（心）の中のどこかに必ず存在していることになる。反実在論と科学的実在論を区別しない本書では，トラウマが「トラウマ記憶」として脳（マイネルト基底核）の中に必ず実在しているということを確信するだけで十分なのである。その点が，従来の認知心理学や認知科学およびその延長線上の心理療法との決定的な違いなのだから。

　ところで，「トラウマ記憶」を含め記憶全般に関する分子脳科学の実験およびそこから導き出された知見の中でとりわけ注目すべきものは，2つある。1つは，齧歯類（マウス等）を用いた恐怖条件づけ文脈記憶課題の実験と知見である。もう1つは，同じく齧歯類（マウス等）を用いた恐怖条件づけ記憶課題の実験と知見である。各々の実験の手続きとその実験から導出されてくる知見を述べる前に，分子脳科学における記憶研究をこの分野の第一人者である井ノ口馨を敷衍しながら述べていくことにする。なお，ここでは次の文献［井ノ口馨，2011／2013／2015］を参照する。

1. 神経新生の促進と記憶物質の移動——海馬から大脳皮質へ

　ところで，分子脳科学が動物実験を通して見出した新たな知見として，次のものがある。すなわち，その知見とは，従来，脳科学の分野では脳の神経は生まれたときから1日約1万の割合で死滅する一方であり，増えることはないという「カハールのドグマ」が信じられてきたが，J.アルトマンによって実は神経が分裂して増えているという事実，すなわち神経新生を発見したことである。神経新生は，神経が自らネッ

トワークをつくるために，細胞分裂を行い，ニューロン数を増やしていることを意味する。神経新生は，子どものみならず，大人，さらには高齢者においても，起こっている。

　しかも重要なことに，神経新生が盛んに起こっているのは，海馬という記憶を司る領域なのである。前述したように，何かを体験・学習した1日後の記憶は，海馬で記憶・貯蔵されるが，その記憶・貯蔵されたもののうち，重要なものは，1ヶ月後には海馬を必要としない記憶となり，その記憶は大脳皮質へと移されることになる。前述した海馬依存型の近時記憶が1ヶ月のあいだに，海馬非依存型の遠隔記憶へと変化する訳であるが，このとき，記憶されたものは海馬から大脳皮質へと移されるのである（なお，海馬依存的な想起としての狭義の長期記憶と，海馬非依存的な想起としての遠隔記憶についてすでに前述したが，ここで述べている，海馬依存的な記憶としての短期記憶および近時記憶と，海馬非依存的な記憶としての遠隔記憶との混同は避けるべきである）。なお，神経新生の知見が発見されるまで，従来，記憶されたものの，海馬から大脳皮質への移動は，ごく自然にかつ自動的になされると考えられていた。

　ところが近年，記憶されたものの，海馬から大脳皮質への変化・移動については，海馬での神経新生が活発であればあるほど速いことが発見された。つまり，海馬において近時記憶されたものは，海馬での神経新生が促進されればされるほど，海馬から速く消去され，大脳皮質へと移動されるのである。ここで，海馬から大脳皮質への移動が「早く」ではなくて，「速く」であるのは，記憶物質が迅速に移動する様子を表現するためである。分子脳科学でいう記憶とは，何らかの記憶物質なのである。

　海馬から大脳皮質（側頭葉）への移動は，図6のように示される（なお，図6は後述する消去学習との関係で再度，用いることにする。図6は分子脳科学の知見を端的に示したものであり，後述するトラウマ・PTSD予防と治療の海図なのである）。

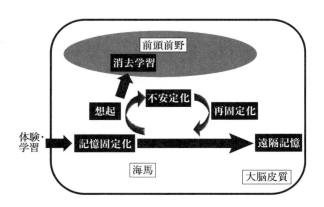

図6　記憶形成の諸過程

　これとは反対に，海馬での神経新生が不活発であればあるほど，記憶されたものは，海馬やその周辺に残存し続ける。高齢者が体験や学習を行っても，新しい記憶が記憶として定着・貯蔵し得ないのは，以前に記憶されたものが海馬やその周辺に残存し続け，新たな体験・学習を受け入れることができないためである。そのことは，ハードディスクの容量の残りがなく，これ以上記録できないコンピューターに喩えることができる。新たな情報を書き込むためには，コンピューターのハードディスクから不要なデータを消去し，記録する容量を増やす必要がある。その意味では，忘却すること，コンピューターからすると不要な情報を消去して，ハードディスクを空けること，正確には，海馬での近時記憶を効率的に遠隔記憶へと移動させることにより，その記憶したことを消去することが不可欠なのである。したがって，忘却することとは，新たに記憶することを意味する。繰り返し強調すると，この場合の「忘却」とは，海馬での近時記憶の「消去」，すなわち海馬から大脳皮質への移動にほかならない。

　海馬で活発に促進される神経新生という知見は，なぜ，私たち人間が乳幼児のときの記憶を持ち得ないかを明らかにしてくれる。生まれたば

かりの乳児ではまだ海馬ができていないため，記憶がないことはさておき，2～3歳ほどの幼児であっても，そのときの記憶をほとんど持ち得ないのは，海馬での神経新生があまりも活発になされていて，すなわち体験・学習したことがあまりにも迅速に海馬から大脳皮質へと移されているからだといえる。幼児のように，海馬での神経新生があまりにも活発であっても，反対に，高齢者のように，海馬での神経新生があまりにも不活発であっても，記憶は失調するのだ。

　以上のように，脳科学および分子脳科学では，従来，不可逆的な死滅に向かうのみとされてきた脳神経において海馬を中心に神経新生が発見されたこと，しかも，海馬での神経新生が記憶されたもの（近時記憶）を海馬から大脳皮質へと変化・移動させていること，さらに，海馬での神経新生が活発であればあるほど，記憶されたものの海馬での消去およびその記憶されたものの，海馬から大脳皮質への移動が速いということが明らかとなったのである。

2. 記憶の強化とアップデート──連合による知識形成

　これから述べる記憶に関するもう1つの新たな知見は，前述した神経新生の知見以上に，分子脳科学独自のものである。あらかじめ述べると，分子脳科学によって，従来，心理学によって捉えてきた記憶のメカニズムは，はるかに動的なものであることが明らかにされた。分子脳科学による記憶研究は，記憶そのものが一新されると表現できるほど画期的なものなのである。

　分子脳科学は動物実験を通して記憶の基礎研究を行う中で，生体が何らかの新しい体験・学習を行い，新規情報として脳の中に入ってくると，その情報と類似した古い記憶が想起されると同時に，その古い記憶が不安定化するということを発見した。この場合の古い記憶とは，長期

記憶（狭義）や遠隔記憶のように，大脳皮質のファイルの中に貯蔵された記憶だけでなく，現在，近時記憶として，あるいは近時記憶から長期記憶（狭義）・遠隔記憶へと保持されつつある記憶を含んでいる。現在，脳の中に記憶されつつあるものを含めて，古い記憶は（それと関連のある）新しい情報（新規情報）が脳の中にインプットされる度に想起されて，不安定化するのだ。

　ここで不可解なのは，そもそも，脳は生存（生き残えること）と種の保存といった目的のためだけに稼働するというエコ装置であることを考えたとき，一旦，脳の中に貯蔵した古い記憶を不安定化させる，いわゆる記憶の消滅というリスクに晒すというのは，脳のメカニズムからするとあまりにも無駄なエネルギー消費が多過ぎるのではないかということである。そのことは，進化の摂理に反するのではなかろうか。

　新しい情報が入ったとき，古い記憶が一旦，不安定化する根拠として分子脳科学が見出したのは，記憶の強化とアップデートである。

　まず，記憶の強化について述べると，恐らく，記憶されたものの中には，まったく想起されないものがあるはずである。これに対し，古い記憶がそれに類似した新しい情報がインプットされると，その記憶が不安定化されるとはいえ，想起されるということは，その記憶が重要なものであることになる。しかも，分子脳科学の知見が示すように，想起された古い記憶は，一旦，不安定化するものの，消去される訳ではなくて，再び，脳の中に記憶として固定化されるのである。そのことは，記憶の「再固定化」と呼ばれている。それは，図7(a) のように示される。

　繰り返し述べると，脳の中に貯蔵された古い記憶は，想起されないままであるよりも，それに関連した新しい情報のインプットによって繰り返し想起されることによって強化される方が有意味なのである。裏を返せば，繰り返し想起される記憶ほど，生体の生存にとっては重要な意味を有するのだ。

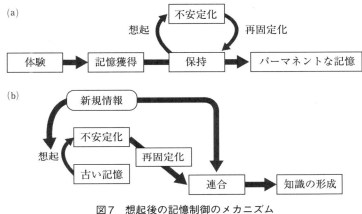

図7 想起後の記憶制御のメカニズム
(a) 記憶の再固定化
(b) 古い記憶と新規情報の連合

　以上のことから，分子脳科学の知見が示すように［井ノ口馨，2013：102-105］，古い記憶はその都度その都度，新規情報のインプットによって，記憶の不安定化→再固定化→不安定化→再固定化→……といったプロセスを繰り返すことによって強化され，記憶したことに関する作業の効果が高まっていくのである。
　さらに重要な分子脳科学の知見とは，古い記憶はそれに関連する新しい情報がインプットするとき，想起され，一旦，不安定化した上で機械的に再固定化されるだけにとどまらず，この再固定化のサイクルに入るとき，新しい情報と連合することで更新，すなわちアップデートするということである［同前］。いわゆる，記憶そのもののアップデートである。記憶の強化について言及した箇所では，不安定化→再固定化→……の理路についてのみ述べたが，実は，その再固定化のサイクルでは，古い記憶とそれに関連する新しい情報がいわゆる「連合」することが発見されたのである。それは，図7(b) のように示される。ここでいう「連合」とは，心理学が定義するところのそれであり，心的活動（意識内容）

の要素としての表象・観念・概念が相互に結びつくことを指す。

　井之口は分子脳科学のシナプスタグ仮説（＝シナプスから何らかのシグナルが来ると，細胞体ではPRPという可塑性関連タンパク質を大量に合成してニューロン内のすべてのシナプスに送るが，そのとき，シグナルを出した，タグ付きのシナプスに到着したPRPのみが機能し，タグの付いていないシナプスでは機能しないという仮説）［井ノ口馨，2013：82-84］を視野に入れながら，連合について次のように述べている（なお，引用するにあたって，文意を変えない範囲で文章を変更した）。

　「ある日，イヌを見て『これが動物だよ』と教えられる。すると，子どもは『ああ，動物というのは四本足でワンと吠える生き物なんだ』と理解する。次の日，今度はネコを見て『これも動物だよ』と言われると，『鳴き声はワンでなくてもいいんだ。四本足で歩くのが動物なんだ』と記憶を修正して理解する。また別の日，カラスが動物だとわかると『ああ，そうか。四本足でなくてもいいんだ』，ヘビが動物だとわかると『なんだ，足がなくてもいいんだ。動物とは動く生き物なんだ』というふうにいろいろな経験をするなかで動物とは何かを理解していく。

　この場合のいろいろな経験というのは，ひとつひとつ別の記憶である。イヌの記憶，猫の記憶，カラスの記憶，ヘビの記憶。そういった別々の記録を連合して動物という知識や概念を形成しているのである。」［同前：89］

　確かに，こうした，再固定化サイクルでの，古い記憶の新規情報との連合による記憶のアップデートは，人間（特に，幼児）の知識形成においては極めて重要な機能であると断言することができる。ところが，見方を換えると，こうした連合や記憶のアップデートは，後述するように，トラウマ記憶を抱える人たちやPTSDを発症した人たちにとっては，最悪の機能となる。皮肉なことにも，人間にとって進化上，有意義な機能となるはずの，連合や記憶のアップデートに基づく概念・知識形

IV. 記憶の分子脳科学―記憶物質の実在論　41

成が，一部の人たちにとってはマイナスの機能となるわけである。うつ病の進化上のトレードオフ，すなわち天敵から身を守るために進化上有利に働いた扁桃体が，後の時代の生活環境・状況（ストレスフルな生活状況）で不利に働き，たとえばうつ病の原因（進化心理学のいう，生物進化上の目的にあたる「究極要因」）となる事態と，新旧の記憶（表象・観念・概念）の連合という形での記憶のアップデートは，トラウマの特徴である，フラッシュバックが新規情報（この場合は，古いトラウマ記憶と関連のない体験・学習）と古いトラウマ記憶との連合によって起こる事態とはまったく同じなのである。記憶のメカニズムにともなう，連合のプラス面は，そのまま反転してトラウマ・PTSDといった連合のマイナス面となるのである。その意味においてトラウマ記憶は，進化的適応のダークサイドなのだ。人類は，豊かな知識形成を得ることの代償としてトラウマ記憶を背負うことになった訳である。

　ただ急いで付け足すと，記憶のメカニズムを解明することと，トラウマ記憶のメカニズムを解明することは，コインの裏表であるがゆえに，トラウマ記憶に対処する方法を模索することができるということである。見通しを述べると，連合という形での，記憶のアップデートによる知識形成の裏をかいて，トラウマ記憶（古い記憶）と新しい記憶との連合を阻止・阻害すれば良いことになる。この点については，Ⅴ章で述べることにしたい。

V. トラウマ・PTSD の
〈予防〉と〈治療〉へ至るルート

1. 神経新生の活用によるトラウマ・PTSD の〈予防〉

　ところで，ここまで臨床神経学，心理学，分子脳科学の立場から記憶のメカニズムについて述べてきた。実は，トラウマ問題に関連する重要な知識は，この知見の先にある。しかも，トラウマ記憶に関する重要な知識は，IV 章で述べた，2 つの記憶のルートに対応する形で，2 つのルートがある。

　再度，2 つの記憶のルートを確認すると，1 つは，海馬での神経新生にともない，記憶が海馬から大脳皮質へと移動するというルートであり，もう 1 つは，古い記憶が想起されることを契機に，不安定化しながらも，新規情報と連合することにより，再固定化されるというルートであった。これらに対応する形で，トラウマ記憶が予防もしくは治療（消去）されることになるのである。あらかじめ，トラウマ記憶への対策（予防と治療）の観点から述べると，前者のルートは，運動療法や環境改善，後者のルートは，認知行動療法の持続エクスポージャー療法や眼球運動による脱感作と再処理法（EMDR；Eye Movement Desensitization and Reprocessing）といった系統的脱感作法に対応する。次に，IV 章に引き続き，分子脳科学に学びながら，各々について詳述していくことにしたい。

　最初のルートは，海馬において神経新生が活発化されればされるほど，海馬に貯蔵された記憶（短期記憶や近時記憶）が速く大脳皮質へと移動する，というものである。そして，移動した記憶は，長期記憶（狭義）や遠隔記憶となる。記憶のメカニズムからすると，海馬から記憶を一刻も速く消し去るためには，海馬において神経新生が促進されること

だとすれば，トラウマ記憶のような嫌な記憶を消去するためには，海馬での神経新生を促進する方法を模索すれば良いことになる。裏を返せば，神経新生が十分成されない状態では，海馬に記憶が残存し続けることになる。もしも，海馬に残存し続ける記憶が強烈で嫌な記憶，すなわちトラウマ記憶であり，PTSDの発症につながるなど，生体（人間）にのっぴきならない影響を与えてしまうことになる。IV章で連合について言及したが，海馬では古い記憶と新規情報との連合が活発に行われていることを考えると，海馬において古いトラウマ記憶と新規情報が連合することを避けるためにも，海馬での神経新生を促すことは不可欠となる。海馬では古い記憶と新規情報が連合しやすいのに対し，記憶（短期記憶や近時記憶）を移動させる先の大脳皮質では，記憶が分離・単離した形で貯蔵されるため，連合が起きることはない。勿論，トラウマ記憶を完全に消去することは不可能である。しかしかながら，海馬に残存していては連合によってPTSDを発症しかねないリスキーな記憶を少しでも速く，大脳皮質へと移動させ，単体として貯蔵することは，トラウマ記憶をある程度無難なものにすることができるのだ。

　前に，私たち人間は常時，環境からサリエンシーを被っていることを根拠に，「汎トラウマ主義」を標榜したが，もし，そのことが真実であるならば，私たちは神経新生の促進によってリスキーなトラウマ記憶を海馬から大脳皮質へと移し，安全な記憶として貯蔵することが望ましいと考えられる。神経新生の促進は，PTSDに対する予防となり得る。重篤なPTSDを発症する前に，リスキーなトラウマ記憶を大脳皮質へと移すのだ。

　繰り返し強調すると，神経新生の促進はPTSDの予防としてのみ有効であり，すでにPTSDを発症したり，トラウマに苛まれたりしている人たちにとっては，こうした予防は役に立たないのである。すでにPTSDを発症した人たちに対しては，後述するもう1つのルートが有効となろう。

ところで，PTSDの予防となる神経新生は，どのような方法によって促進できるのであろうか。その主な契機は，私たちの生活を見直すことに求められる。神経新生の促進の契機は，たとえば，日常，運動することや十分な栄養を摂ることにあるといわれている。あるいは，自らの置かれた環境を良いものへと改善していくことにある。特に，ウオーキングによる有酸素運動は，運動後に“ミラクルグロー”と呼ばれる「脳由来神経栄養因子（BDNF；Brain-Derived Neurotrophic Factor）」という物質を分泌させることで，海馬の歯状回，前頭前野などで神経新生を促進させる（正確には，神経可塑性も促進させる）。有酸素運動後，BDNFが分泌され，そのBDNFの刺激によって神経新生が行われることから，肉体運動の後に知的活動（要は，脳の活動）を行うのが効率的である。有酸素運動および運動療法については，これまで多くの研究者がその効用を指摘したが，その効用は，BDNFの分泌と，その後の神経新生にあることは判明したのである。多大な副作用のある，SSRIやSNRIなどの抗うつ薬が服薬後，約2〜3週間で効果が出てくるといわれているが，その効果の正体は実はBDNFの分泌ではないかと考えられている。人間にとってBDNFはまさに脳の栄養剤または強壮剤なのだ。特に，BDNFの分泌を介しての，海馬での神経新生は，老後も活発に起こるのである［Levi-Montalcini，2008 = 2009］。

　このように，記憶のメカニズムからすると，トラウマ記憶・PTSD予防の対策は，記憶を速く海馬から大脳皮質へと移動させることだということが解明され，その契機が神経新生の促進にあることも判明しているにもかかわらず，運動することや十分な栄養を摂ることや環境を良くすること以外に，具体的にどのような方法があるのか，もしくはないのかについては解明されてはいない。現時点では，記憶のメカニズムイコールトラウマ記憶およびPTSD発症のメカニズムというレベルにおいて，トラウマ・PTSDへの予防が示されているだけである。とはいえ，神経

V. トラウマ・PTSDの〈予防〉と〈治療〉へ至るルート　45

新生が停滞する契機が病気や老化や不規則な生活習慣にあることが，記憶のメカニズムによって明らかになったことは，有意義であるといえる。

2. 再固定化阻害と消去学習によるトラウマ・PTSDの〈治療〉

前節では，神経新生の促進によって記憶を海馬から大脳皮質へと移動させることによってトラウマ記憶を比較的，安全なものへと変更した上で単体として貯蔵する，といったトラウマ・PTSD予防のルートを示してきた。

これに対し，本節ではすでにトラウマ・PTSDを発症してしまった人たちに対しどのような治療を行えばよいのかについて考察していきたい。

まず述べたいことは，トラウマ・PTSD治療にあたっては，すでに論述した，記憶のメカニズムに基づく限り，すべての記憶は想起するときに一旦，不安定化するというこのメカニズムを利用するしかないということである。正確にいうと，体験・学習を経て新しい情報が脳の中にインプットされるとき，過去の関連のある古い記憶（情報）が想起されてくるが，その古い記憶は不安定化され，その後，新規情報と連合する際に，再固定化されることで記憶そのものがアップデートされる（このとき，記憶の強化も随伴する）。問題は，古い記憶は新規情報と連合するために，一旦，不安定化するということである。つまり，この場合の不安定化とは，古い記憶が崩壊するという意味でのそれではなく，もっと前向きな意味でのそれ，すなわち自らのゲートを開けるということなのだ。新規情報が入ってきて，古い記憶が自らをオープンにすることで，新規情報と積極的に連合していく，というのが，この不安定化の正体なのである。

この場合，古い記憶が新規情報と連合することで記憶のアップデートを図ることは，知識・概念形成のように，私たち人間の進化にとって有

利な場合だけである。恐らく，進化的に必要だからこそ，記憶は不安定化してまでも，アップデートしてきたのであろう。

ところが，記憶のアップデートには，進化上のトレードオフがつきまとう。それがトラウマ記憶なのである。分子脳科学が示すこうした記憶のメカニズムが正しいとすれば，トラウマ記憶として脳のどこかに貯蔵されている古い記憶がそれと関連のある新規情報と連合する前に（古い記憶としてのトラウマ記憶が新規情報と連合した場合，PTSDを発症するがゆえに，そのことを阻害するために），古いトラウマ記憶を消去することが必要となる。幸い，古い記憶は想起するとき，不安定化するがゆえに，その特質を活用することが可能である。

では，想起した古い記憶（この場合はトラウマ記憶）が不安定化した後，再固定化せずに，ましてや新規情報と連合せずに，そのトラウマ記憶をどのような方法で消去すればよいのであろうか，その点について分子脳科学では，動物実験を通して次の2つの方法を見出している。その各々について述べていくことにしたい。

（1）再固定化阻害による記憶の破壊

1つ目の方法とは，トラウマ記憶を植えつけたマウスからそのトラウマ記憶を破壊するもしくは取り除くというものである。これは動物実験から得られた，動物に有効な方法であるといえるかもしれない。

次に，その実験について簡潔にまとめていくことにしたい［井ノ口馨，2013：99-101］。ここでの実験とは，J.ルドゥーらが行った，マウスに音を聞かせて電気ショックを与えるという「音恐怖条件づけ実験」である。

実験の方法は，実験群のマウスと統制群のマウスに対し，1日目から4日目までは同一の刺激を与え，5日目から異なる——対照的な——措置を行うというものである。両者に共通する1日目から4日目は，次の

通りである。

1日目，実験群および統制群のマウスにブザー音を鳴らして電気ショックを与える。

2日目，実験群および統制群のマウスにブザー音だけを聞かせたところ，双方のマウスは竦み反応，いわゆるフリーズした。

4日目，再び，実験群および統制群のマウスにブザーだけを聞かせたところ，双方のマウスはやはりフリーズした。それは，マウスは恐怖の記憶を再現したことを意味する。

5日目以後，実験群のマウスに対し行った措置は次の通りである。

5日目，実験群のマウスにブザー音を聞かせたとき，タンパク質合成阻害剤であるアニソマレイシンを与えた。

7日目（2日後），実験群のマウスにブザー音だけを聞かせたところ，今回，マウスはフリーズしなかった。

5日目以後，統制群のマウスに対し行った措置は次の通りである。

5日目，対照群のマウスにブザー音を聞かせず，タンパク質合成阻害剤であるアニソマレイシンだけを与えた。

7日目（2日後），対照群のマウスにブザー音だけを聞かせたところ，今回，マウスはフリーズした。

前述した実験群と対照群による実験の違いは，5日目の措置の相違にある。5日目，タンパク質合成阻害剤を与えたとき，実験群のマウスにはブザーを聞かせたのに対し，対照群のマウスにはブザーを聞かせなかった。この結果からわかることは，タンパク質合成阻害剤を与えるだけでは海馬の記憶（短期記憶）は消えないが，記憶を想起させた上でタンパク質合成阻害剤を与えると，記憶が消えるということである。

この実験と類似する過去の実験結果の1つに，マウスが記憶を想起しているときに電気痙攣を与えると，その記憶が消失するというものがある。刺激の種類が薬剤か電気痙攣かの違いはあるが，両者はまったく同

じ結果となったのである。

　ではこの実験において，タンパク質合成阻害剤はマウスに対し何を
もたらしたのであろうか。結論から述べると，タンパク質合成阻害剤
は，記憶の再固定化を阻害したのである。本実験に沿って述べると，5
日目，実験群のマウスにブザー音を聞かせたとき，タンパク質合成阻害
剤であるアニソマレイシンを与えたということはすなわち，ブザー音
（条件刺激，CS）と電気ショック（非条件刺激，US）が結びついていた実
験群のマウスに，ブザー音を聞かせることにより電気ショックの恐怖を
想起させながらも同時に，想起することで不安定化した恐怖記憶（＝ト
ラウマ記憶）が再固定化されないように，その（記憶の）再固定化を阻む
タンパク質合成阻害剤（アニソマレイシン）を付与したということを意味
する。肝心なのは，実験群のマウスの場合，ブザー音を聞かせることに
よって覚えていた恐怖記憶を想起させ，不安定化させるだけでなく，続
く，不安定化→再固定化のサイクルを阻害したことにある。繰り返し強
調すると，恐怖記憶の再固定化を阻害するためには，必ず，恐怖記憶を
想起させなければならないのである。そして，実験結果にあるように，
7日目，実験群のマウスにブザー音だけを聞かせたところ，今回，マウ
スはフリーズしなかったということはすなわち，このマウスの脳からブ
ザー音と結びついた電気ショックおよびその恐怖記憶が破壊されたので
ある。このマウスは今後，ブザー音を聞いたとしても，竦むことはない
であろう。

　その証左は，対照群のマウスに顕著な形で現れている。

　本実験に沿って述べると，5日目，対照群のマウスにブザー音を聞か
せず，タンパク質合成阻害剤であるアニソマレイシンだけを与えたとい
うことはすなわち，ブザー音（条件刺激，CS）と電気ショック（非条件刺
激，US）が結びついていた対照群のマウスに，ブザー音を聞かせないこ
とにより電気ショックの恐怖を想起させない状態のまま，記憶の再固定

化を阻むタンパク質（アニソマイシン）を付与したということを意味する。肝心なのは，対照群のマウスの場合，ブザー音を聞かせないことによって恐怖記憶を想起させなかったことにある。そのため，このマウスは恐怖記憶を想起しないまま，記憶の再固定化を阻むタンパク質（アニソマイシン）だけが与えられた。つまり，このマウスは，恐怖記憶の想起による，不安定化→再固定化のサイクルに進むことはなかった。それゆえ，再固定化を阻むタンパク質の投与がこのマウスの記憶に影響を及ぼすことはなかったのだ。ところが，7日目，対照群のマウスにブザー音だけを聞かせたところ，今回，マウスはフリーズしたということはすなわち，このマウスは依然として脳の中に恐怖記憶を保存しており，ブザー音を聞いたとき，その恐怖記憶が想起されて，竦んだのである。このマウスにとって恐怖記憶（トラウマ記憶）を破壊する契機はなかったのであり，このマウスは今後，ブザー音を聞く度に竦むことになろう。

　以上のことから，恐怖記憶を破壊する契機は，生体がブザー音などによって（過去の）恐怖記憶を想起するとき，正確には想起することで不安定化→再固定化のサイクルに入るときにこそある。実験群のマウスと対照群のマウスの結果の違いが端的に示すように，短期記憶を長期記憶へと変容させることを阻むタンパク質合成阻害剤を与えるだけでは，海馬の記憶（短期記憶）は消えないにもかかわらず，記憶を想起させた上でタンパク質合成阻害剤を与えると，記憶が再固定化されずに，破壊されるということである。

　したがって，トラウマ・PTSDの治療方法とは，記憶の再固定化の阻害ということになる。実際に医学の現場でなされている，DHAとEPA（オメガ3系不飽和脂肪酸）の錠剤投与が挙げられる。この薬物治療に関しては，すでに交通事故被害者や東日本大震災のDMAT隊員で実証済みである［同前：67］。

まとめると，トラウマ・PTSD〈治療〉の1つ目の治療方法とは，患者（当事者）にトラウマ記憶をできる限り，具体的，個別的，鮮明に想起させながらも，そのときに記憶の再固定化を阻害するというものである。こうした記憶の再固定化を阻害する方法として考えられるのは，恐怖や不安を喚起させる刺激を与えながら――トラウマを想起させながら――，タンパク質合成阻害剤を投与すること，再固定化に重要な遺伝子の働きを特異的に阻害する薬を投与すること――トラウマ記憶だけをピンポイントで減衰させること――，患者にトラウマ記憶を想起させながら，電気痙攣を与えたり，何らかの強い刺激を与えたりすることである。

　現実的に考えると，1つ目の，タンパク質合成阻害剤の投与という方法は，副作用があまりにも強過ぎる可能性があるがゆえに現時点では不可である。とはいえ，医学上の実績としてすでにDHAとEPA（オメガ3系不飽和脂肪酸）の錠剤投与という方法がある。

　2つ目の，再固定化に重要な遺伝子の働きを特異的に阻害する薬を投与するという方法は，まだ未開発の段階であるがゆえに不可である。

　3つ目の，患者（当事者）にトラウマ記憶を想起させながら，何らかの強い刺激を与えるという方法は，現時点では最も実践可能であると考えられるが，具体的には電気ショックを与えるなど，非人道的な方法しか見つかっていない。

　総じて，動物実験を通して分子脳科学が発見してきた，記憶の再固定化の阻害という治療方法は，実験中のマウスには有効であっても，ごく一部の薬物療法を除いていまだ人体に安全な方法は見つかっていないというのが現状である。

　では次に，もう1つの治療方法について述べていくことにする。

(2) 消去学習による記憶の消失・減弱と脱感作
①消去学習としての脱感作

　本節ではもう1つの治療方法として，「消去学習」を取り上げること
にする。消去学習について井ノ口は，情動性の学習・記憶パラダイムで
ある恐怖条件づけを引き合いに出しながら，次のように述べている。

　「ある場所で電気ショックなどの恐怖体験をした動物は，その場所と
恐怖の感情をリンクさせ恐怖記憶を形成する。こうした恐怖記憶は長い
間持続する。ところが，動物をその場所に曝露しても電気ショックを受
けない経験を繰り返させることで，動物はその場所は危険でないという
ことを学習する。これは，その場所と電気ショックの連合を忘れるので
はなく，その場所は安全であることを"新たに学習"するのであって，
恐怖記憶が破壊される再固定化の阻害とは異なるメカニズムである。」
［井ノ口馨，2011：467］

　このように，動物にある場所で電気ショックという恐怖体験を与え，
場所と恐怖感情の結びつきから恐怖記憶を作り出した上で，今度はその
場所に曝露しても，すなわち曝しても何ら危険でない（恐怖感情を喚起
させない）という体験を繰り返させることで，その場所が安全であるこ
とを新たに学習させる訳である。重要なのは，動物に一旦植えつけた恐
怖記憶を消失・減弱させるために，恐怖記憶が作り出されることになっ
た場所が危険でない，安全であることを学習し直したことにある。こう
した消去学習は，前頭前野において行われる。それは，図8のように示
される。動物の記憶には，その場所は電気ショックを与えられたところ
だという認知・情動は残存するであろうが，こうした不快な体験にまさ
る別の体験を学習することにより，恐怖記憶は消失もしくは減弱するの
である。

　さらに，消去学習の詳細なメカニズムについてはすでに解明されてい
る。図9に示されるように［中前貴，2015：34］，消去学習にかかわる

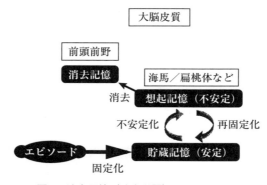

図8 消去記憶（消去学習）のメカニズム

脳領域は，扁桃体外側基底核と中心核とのあいだにある介在細胞塊である。内側前頭前皮質が介在細胞塊を刺激・活性化すると，扁桃体中心核の活動が弱まり，その結果，恐怖反応が減弱する。前に述べたように，消去学習は想起したトラウマ記憶が再固定化されて強化されることを予防するものであるが——想起した後に元の記憶が弱まるという摂理を活用しつつ——，それにはこうした扁桃体内の部位が関係しているのである。

前節で述べた記憶の再固定化の阻害という治療方法が恐怖記憶（トラ

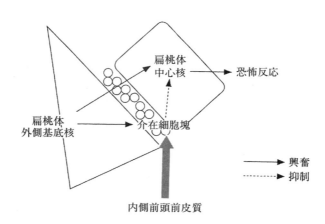

図9 消去学習に関わる脳領域

ウマ記憶）の破壊というように過激なものであるのに対し，消去学習は極めて穏やかかつ安全志向のものである。裏を返せば，前者が根本的な治療方法であるのに対し，後者は対処療法であるといえる。

　では次に，ここまで敷衍してきた，動物における恐怖記憶の消去学習を人間におけるトラウマ記憶の消去学習へと文脈を移し替えることにする。たとえば，悲惨な鉄道事故に巻き込まれた人たち，地元の生活道路で暴漢に襲われた人たち，浜辺で津波に襲われた人たちの場合，それぞれの恐怖記憶（トラウマ記憶）は災害や事件に巻き込まれた場所と結びついている。鉄道事故に遭った人であれば，その後，電車に乗ることができなかったり，乗車中にパニックを起こしたりすることであろう。それと同じく，生活道路で暴漢に遭った人や浜辺で津波に襲われた人も，暴漢や津波に襲われた道路や浜辺に行くと，トラウマ記憶が想起されてきて，パニックを起こすかもしれない。特に，恐怖記憶（トラウマ記憶）は，場所と関連することが少なくない。情動や感情は空間的なのである。

　したがって，場所と関連するこうした恐怖記憶または不安記憶といった一連のトラウマ記憶を消失・減弱するためには，前述した動物実験よろしく，前頭前野において，すなわち意図的かつ持続的な形で，たとえば，電車に乗っていても安全である，その道路を歩いても安全である，浜辺に居ても安全である，ということを当事者が幾度も学習し直すことが不可欠である。

　ところで，こうしたやり方で，恐怖記憶または不安記憶といった一連のトラウマ記憶を消失・減弱させることは一般に，「脱感作」と呼ばれている。「脱感作」を理解するために，次に，「脱感作」という概念を生み出す元となった免疫学，特にアレルギーおよびアレルギー疾患に言及していきたい。

　アレルギーとは，生体の外部から侵入してきた細菌やウイルスを防御したり，あるいは生体の中にできた癌細胞を排除したりする上で不可欠

な免疫反応，すなわち抗原－抗体反応が，花粉やハウスダストや食物などに対し過剰な形で反応することである。過剰な免疫反応（アレルギー反応）を誘発する原因となる物質のことをアレルゲンと呼ぶが，このアレルゲンがアレルギー疾患の生体の抗体と特異的な形で反応する抗原となるわけである。つまり，アレルゲンは生体の抗体と過剰に反応してアレルギーを引き起こす物質（抗原）なのだ（たとえば，日本人に多いスギ花粉症のアレルゲンは，Cry j1の花粉に含まれるタンパク質である）。

　以上，アレルギー反応を例に，抗原－抗体反応を示したが，この場合，「感作」とは，生体に特定の抗原を与え，同じ抗原の再刺激に感じやすい状態にすることである。平たくいうと，生体に抗原を接種させて，免疫反応を引き起こさせることである。具体的には，スギ花粉症の人に，そのアレルゲン（抗原）を接種し，数週間後に再度，同じ抗原を接種することである（これは，人為的に花粉症を引き起こすことである）。そうすると，その生体はアナフィラキシーといった激しいショック症状を引き起こすことになるが，この場合の最初のアレルゲン接種が「感作」に相当する。

　これに対し，「脱感作」とは，スギ花粉症（アレルギー疾患）の人に対し，少量のスギ花粉症のアレルゲン（タンパク質）を長期間，接種させてアレルギー症状を緩和させる行為のことである。つまり，花粉症のアレルゲンに感作されている生体に対し少量のアレルゲンを体内に入れ，しかもその量を徐々に増やしていくことにより，アナフィラキシー・ショックのような過剰な反応を減らしていく訳である。この場合，過剰な反応を減らしていくという意味で，脱感作のことを特に「減感作」または「減感作療法」と呼ぶ。

　ではなぜ，脱感作または減感作がアレルギー疾患に有効なのかというと，本来，細菌やウイルスなどの外敵に対する生体防御システムとしてのアレルギー反応が，外敵でもないはずのアレルゲンが体内に入ってき

V. トラウマ・PTSD の〈予防〉と〈治療〉へ至るルート　　55

たときに勘違いして起こす誤作動なのであるが，体内に入るアレルゲンが少量であると，外敵とは見なさずに，放置するからである。たとえ，体内に入るアレルゲンの量が徐々に増えていっても，生体の免疫システムは抗原とは見なさなくなるのだ。

　以上，脱感作（減感作）について述べてきたが，前述した，動物における恐怖記憶の消去学習も，人間における恐怖記憶および不安記憶（トラウマ記憶）の消去学習も，情動（恐怖や不安等）と結びついた場所が危険なものから安全なものへと変容していく機会を意図的に作り出し，それを持続的に実践するという意味では，脱感作であると考えられる。また，その場所が危険なものから安全なものへと徐々に変容していくことは，少量のアレルゲンを徐々に増やしていくことにより脱アレルギー反応に向かわせる減感作と同じである。

　しかしながら，ここで注意すべきことがある。それは何かというと，アレルギー疾患の治療としての脱感作と，恐怖記憶および不安記憶（トラウマ記憶）の治療としての脱感作は，方法としては同型であるにもかかわらず，ある一点において決定的な差異があることである。つまり両者の差異は，前者がアレルゲン（スギ花粉症の場合は，Cry j1 の花粉に含まれるタンパク質）の増量による脱感作であるのに対し，後者はトラウマ記憶の発症原因となった場所の，危険なものから安全なものへの変容としての脱感作であるということにある。要するに，脱感作する対象が，前者が物質であるのに対し，後者は非物質，すなわち心理的表象（イメージ）なのである。こうした物質／非物質の差異は小さくないと考えられる。

　物質／非物質に関しては，Ⅱ章で述べた，実在／非実在と関連がある。つまり，アレルギー疾患における脱感作（＝アレルギー疾患の治療）では，タンパク質という特定の物質を制御することにあるのに対し，トラウマ記憶における脱感作では，心の中の表象（イメージ）という非物

質を制御することにあるのだ。同じ「脱感作」という概念を用いながらも，前者は科学的実在およびその制御が対応するのに対し，後者は（強いていうならば）心的実在およびその制御が対応している。この場合の心的実在に対応する物質は実在しないのだ。むしろ，後者のようなトラウマ記憶の治療としての「脱感作」は，前者のようなアレルギー疾患の治療，もっといえば医学（免疫医学）でいう「脱感作」の比喩なのである。繰り返すまでもなく，比喩とは言葉や概念だけの世界の謂いであり，非物質的な世界を指す。

　よくよく考えれば，前述したように，心理療法・治療は医学から借用してきた医学的モデルをその枠組みとしている。最小限繰り返すと，心理療法・治療が治療対象とする「赤面症」「自信の欠如」「愛着の欠如」等々は，心の言葉（心理学の言葉・概念）によって語られるだけであって，それらに対応する実在（科学的実在）はない。心理療法・治療には，医学が治療対象とする「連鎖球菌」「インフルエンザウイルス」等々といった科学的実在が欠如しているのである。それゆえ，心理療法・治療の多くは，科学的実在と真摯に向き合うことなく，心因性を絶対視した上で言葉・概念の世界に耽溺している。前述したように，精神分析の世界では概念はメタファーに過ぎないことを宣言する立場もあるほどなのである。

②脱感作としての持続曝露法（認知行動療法）
　いま，医学から心理療法・治療へと立場を変更したとき，脱感作の対象が物質から非物質（言葉・概念の世界）へと変更したことを述べてきたが，脱感作を心理療法・治療の分野で初めて体系化したのは，精神科医のJ.ウォルピである［Wolpe, 1990 = 2005］。ウォルピは，行動療法の1つの技法として系統的脱感作（systematic desensitization）を構築した。また，彼は，戦争体験によって兵士が発症した神経症のことを「戦争神経

V. トラウマ・PTSDの〈予防〉と〈治療〉へ至るルート　　57

症」と呼び，その治療と診察にあたった。彼のいう戦争神経症とは今日のPTSDに相当する。その意味では，彼はトラウマ・PTSDの先駆けであるといえよう。さらに彼は，戦争神経症に取り組む過程でS.フロイトらの精神分析は客観的に観察し得ない想像の操作概念に過ぎないことを痛感した。そうした体験が，彼を客観的に観察し得る行動療法へと向かわせたのである。彼はまた，神経症の発症と治療のメカニズムを実証・解明するために，多くの動物実験を行った。

　彼の系統的脱感作において注目すべきなのは，「逆制止」［同前］という概念である。それは，恐怖や不安の感情を制止するために，そうした感情と拮抗する反応，たとえば，弛緩状態やリラックス状態（総じて，筋肉弛緩）を作り出すことである。こうした「逆制止」を学習し，実践することにより，さまざまな神経症状（不安神経症［現在の社会不安障害］や強迫神経症［現在の強迫性障害］）が緩和されることになるのだ。

　彼の系統的脱感作法は，こうした逆制止と段階的な曝露法（エクスポージャー法）を組み合わせたものなのである。段階的な曝露法では，弱い不安から漸次，強い不安へと向かう「不安階層法」を開発・作成することで，神経症患者が最も弱い不安を感じる状況から順番に体験しながら，段階的により一層強い不安状況へと対面させて，こうした不安刺激に慣れさせていく方法を採用した。不安階層法というのは，対象者の主観的刺激の強弱によって不安の対象となる状況を階層化するものである。こうした弱い不安から強い不安へと徐々に患者を曝露させるというのは，脱感作の典型的なやり方である。

　ここで注目すべきなのは，脱感作が医学（免疫医学）から心理療法・治療へと拡張される際，アレルゲンのような科学的実在を操作対象としてきた医学からいきなり，心的実在を操作対象とする心理療法・治療へと移行した訳ではなく，その中間に言葉・概念の世界だけに専念する精神分析と袂を分かつウォルピの行動療法が介在したことである。行動療

法は，医学ほどには科学的実在を対象とする訳でもない，にもかかわら
ず，心理療法・治療，特に精神分析ほど観察できない心的実在を対象と
する訳でもない。つまり，持続エクスポージャー療法をはじめ行動療法
は，心理療法・治療〈以上〉医学〈未満〉なのだ。見方を換えれば，行
動療法は言葉・概念の世界（観念論や社会構成主義）に耽溺せずに，行動
を介して科学的実在に向けての研究・実践をしてきたのである。

　そして，こうしたウォルピの系譜に位置づけられるものこそ，今日の
認知行動療法のエクスポージャー療法である。次に，エクスポージャー
療法の中でも持続エクスポージャー療法について述べることにしたい。

　実は，動物実験を通して恐怖記憶および不安記憶（トラウマ記憶）の
消去学習を実証した分子脳科学者たちもまた，トラウマ・PTSD予防と
して認知行動療法の持続エクスポージャー療法に注目して次のように述
べている。

　「心的外傷後ストレス障害は恐怖記憶制御の破綻が原因となった精神
疾患である。現在，PTSDの最も有効な治療法は認知行動療法『持続エ
クスポージャー療法』である。持続エクスポージャー療法では，患者に
恐怖体験の記憶を繰り返し語ってもらい，その間に恐怖記憶からの恐怖
感を失わせていく。この治療法は一見，酷な治療であるとの印象を与え
る。しかし実際には恐怖記憶消去［消去学習－筆者］を誘導していると
いえ，持続エクスポージャー療法の生物学的基盤が恐怖記憶消去である
との認識が世界的に広まりつつある。」［喜田聡，2015：121］

　このように，分子脳科学の立場からみても，認知行動療法の持続エク
スポージャー療法には生物学上のエビデンス，すなわち恐怖記憶消去も
しくは消去学習があるのだ。たとえ，齧歯類を用いた動物実験において
実証された知見であっても，大脳辺縁系が制御する恐怖や不安といった
原始的な情動にかかわる記憶においては，動物と人間には大差はないと
考えられる。むしろ，動物の恐怖・不安記憶を認識することは，人間の

V. トラウマ・PTSD の〈予防〉と〈治療〉へ至るルート　　59

トラウマ・PTSD 予防の解明に直結するのである。

　ではあらためて，持続エクスポージャー療法とは何かを述べることにしたい。

　持続エクスポージャー療法（Prolonged Exposure Therapy），略して「PE とは，トラウマの被害者がトラウマの体験を情動的に処理していくことを助ける方法である。PE は，トラウマのために起きている問題を軽減する。……この治療では，安全だけれども不安を喚起させる状況に向き合うように，患者さんをサポートする。過度な恐怖や不安を減らしていくためである。」〔Rothbaum,Foa,Hembree，2007a = 2012：3〕

　また，「PE のもうひとつの源は PTSD の情動処理理論（emotional processing theory）にある〔という。〕この理論が強調しているのは，トラウマ的な出来事を頭の中で，消化し処理していくことが PTSD 症状を軽減させることに役立つことということである。」〔同前：4〕

　さらに，持続エクスポージャー療法には 4 つの手続きがあるという。

　「一般的なトラウマ反応についての心理教育」，「呼吸再調整法」，「現実（実生活での）エクスポージャー」，「想像エクスポージャー」という 4 つであるが，この治療の中心は，「現実エクスポージャー」と「想像エクスポージャー」の 2 つである。「現実エクスポージャー」とは，「トラウマ的な出来事を思い出させたり，不安にさせたりする苦痛を起こさせたりしないように，あなたが避けている状況や活動に繰り返し向き合ってもらう」〔同前〕というものであり，「想像エクスポージャー」とは，「想像の中でトラウマ記憶に立ち戻って話すこと」〔同前〕であり，「トラウマ記憶を，繰り返し，時間をかけて話してもらう」〔同前〕ものである。現実（実生活）と想像という文脈上の差異はあるにせよ，両者に共通する目的は，「トラウマに関連する記憶や状況に向き合うことによって，トラウマとなった出来事に対する情動を処理していくことである。これによって，トラウマの『記憶』やその記憶に関連する状況や行

動は，トラウマ『そのもの』とは違うのだということがわかる。この治療はその気づきを強力に促す。安全にトラウマについて思い出したり，安全にトラウマを思い出すものに近づいたりできるということがわかってきている。最初に感じる不安や苦痛は，次第に減少し，あなたはやがてこの不安に耐えられるようになる。」［同前：5］

　このように，持続エクスポージャー療法は，非現実的であまりにも過剰な恐怖や不安に呪縛されている患者に対し，恐怖や不安を沈静化させるのではなく，反対に，その患者が恐怖や不安を抱いている刺激に直面させることによって，恐怖感や不安感を軽減させる治療法である。実際，患者は非現実的な恐怖や不安を抱いている訳であるから，恐れていた事態が起こらないことが認識できると，苦しみや辛さは嘘のように消失してしまうのだ。患者がこれまで回避してきた（蓋を閉めてきた）トラウマ記憶に晒すような課題を何度も反復して，セラピストの介入を受けながら恐怖や不安を克服していく訳である。持続エクスポージャーと呼称されるように，こうした課題を持続させることが肝要である。また，系統的脱感作法の流れを汲む持続エクスポージャー療法は，患者にとって最も恐怖や不安を抱いているものからほとんど恐怖や不安を抱くことのないものへという具合に，すなわち強い刺激から弱い刺激へと階層的に分類・序列化した上で，患者に弱い刺激（恐怖や不安がほとんど生じないもの）から挑戦させていく（高所恐怖や動物恐怖などで考えるとわかりやすい）。こうしたチャレンジの方式は，レベルの低い敵を倒すことに始まり，漸次，経験値を高めながら，レベルの高い敵を倒す，そして最後にボスキャラを倒すことへと至る，コンピューターゲームのロールプレイングゲームと類似している。

　いま述べたのは，主に「現実エクスポージャー」であるが，「想像エクスポージャー」のように，実際に恐怖や不安を抱くような状況に身を晒すのではなく，そうした状況を想像する，すなわち想像の中でトラウ

マ記憶に立ち戻って話すことでも十分効果を得ることができよう。たとえば，患者自ら「恐れていたことが実際に起こった」という事態を想像してそれをシナリオに書き，そのシナリオを読み，恐怖や不安の度合いを自己評価していくというものである。たとえ，その状況が想像上のシナリオであっても，恐怖や不安の状況に間接的に何度も向き合うことにより，その状況が患者が考えているほど恐れるものや不安を抱くものでないことが徐々にわかってくるのである。

　以上が，心理療法・治療の立場からのエクスポージャー療法の概要である。前述した分子脳科学は，こうした持続エクスポージャー療法の効用を認めながらも，「恐怖反応のぶり返し」，すなわち「恐怖記憶消去を誘導してから時間が経つと，条件刺激に対する恐怖反応を再び示すようになる（spontaneous recovery）」ことを理由に，「恐怖記憶想起後に，記憶が不安定化されているタイムウインドゥ内で（10分から数時間程度）消去を誘導」することにより，「恐怖反応が回復しなくなること（reconsolidation update，再固定化アップデート）」を利用して，「エクスポージャー療法を改良することも試みられている」と述べている［喜田聡，2015：122］。要するに，記憶の再固定化を利用した恐怖記憶の完全消去，すなわち破壊である。記憶が不安定化されているタイムウインドゥ内，すなわち短時間で消去誘導を行うためには，持続エクスポージャー療法を迅速化する新規治療法や創薬が必要になるという。具体的には，「NMDA型受容体パーシャル・アゴニストであるD-サイクロセリンなどの消去を促進する薬剤」［同前：121］である。また，前節で述べた，再固定化阻害による恐怖記憶の破壊の方法としてßアドレナリン遮断薬propraololを用いる方法がある。

　分子脳科学では，エクスポージャー療法の生物学的基盤が恐怖記憶消去（消去学習）であるとの認識に立ちながら，再固定化を利用した恐怖記憶の完全消去を目指して，エクスポージャー療法の迅速化的改良を行

うべきだと提言している。

③脱感作としてのEMDR

　下河辺美知子は，「光の過剰によって見たくないものを見せられ，見えすぎることに苦しむ記憶が個人の心のトラウマ」であるというように，トラウマ記憶やPTSDの症状がDSM-Ⅳ（1994年）の診断基準に示されるように，「心像（心の描かれるイメージ）」，「夢（苦痛な夢）」，「幻覚」などの刺激（サリエンシー）といった「視覚的情報」として患者の心に襲いかかるものだと述べている［下河辺美知子，2015：161］。「トラウマの反応が視覚という器官を通してやってくる」ということは，「見えすぎる苦しみ」や「見たくないものを無理やり見せられる苦痛」をもたらすことを意味する。勿論，トラウマ・PTSDの症状は，五感による記憶が心奥に冷凍保存した形で起こるもののことであることに相違ないが，最も際立つのは，下河辺が指摘するように，視覚的情報であり，光の過剰なのだ。しかも，前述したように，こうした「見たくないもの」が視覚という器官を通して，過去から，そして自分の外部から，反復的に侵入してきて，生体の心に異変をきたすのだ。「あまりに明らかによみがえる画像。光あふれる中に出現する画像を見るとき，見ている個の人間の視神経はかえって麻痺させられる。見えすぎる情景，しかも，見ることを強要されて見る情景に目がくらんでわれわれは盲目になっている。」［同前：162］

　下河辺は個人の心のトラウマを修辞学的手法を通して，共同体の記憶としての歴史へと拡張・展開していくが——記憶（トラウマ記憶）の歴史学・政治学——，本書では，下河辺が指摘するように，トラウマ記憶が何をおいても視覚的情報であり，「見えすぎる苦しみ」や「見たくないものを無理やり見せられる苦痛」，総じて「光の過剰」であり，それらが患者の視神経を麻痺させ，盲目にさせているということを認識すれ

ば十分であろう。

　このように，トラウマ・PTSDが患者に対し「見えすぎる苦しみ」や「見たくないものを無理やり見せられる苦痛」を強いているとするならば，こうした光の過剰から患者を解放することが治療の第一歩となり得る訳である。

　このように考えたとき，想起されるのが，眼球運動による脱感作と再処理法（Eye Movement Desensitization and Reprocessing）という心理療法である。知恵蔵miniの解説では（https://kotobank.jp/word/EMDR），EMDRは次のように説明されている。EMDRは，「PTSDに対して効果が実証されている心理療法で，精神科疾患，身体的症状の治療においても成功例が報告されている。1989年に米国の臨床心理学者Francine Shapiroが発表した。2012年5月までに全世界で4万人以上の専門家が育成され（日本では約1500名），400万人以上が治療を受けた。具体的には，PTSDの場合，心の傷（トラウマ）を心に思い浮かべるようにしながら，左右に動く治療者の手や機械の光を追って目を左右に動かし続けることにより，左脳と右脳のバランスを整えトラウマをコントロールできるようにする。治療効果のメカニズムについては解明途上にあるが，2013年，世界保健機関（WHO）も患者の負担が少ない有効性の高い治療法として認定した。」（EMDRの定義については，さまざまな文献を渉猟したが，知恵蔵miniが最も適していたので，採用した。）

　知恵蔵miniの解説はわかりやすいものである反面，EMDRの核心部にふれてはいない。まず何よりも，指摘すべきなのは，従来の心理療法・治療ではセラピストが患者に，原因となったと思われる過去のできごとを詳細に語るように要求するのに対し，EMDRではセラピストが患者に，原因となったと思われる過去のできごとを映像として想起させ，その映像がどのような場面かを簡潔に語らせると同時に，想起された映像にともなう感情や否定的な自己評価などをチェックする程度で

ある。そして，患者がトラウマ・PTSDの原因となったできごとの映像を想起しながら，セラピストの指の動き，もしくは機械の光の動きにしたがって，25往復程度のリズミカルで速い眼球運動を行う（目を左右に交互に動かす）のだ。眼球運動以外にも，両方の掌に振動機械を持たせて交互の掌に刺激を与えるという方法もある。こうした眼球運動の反復によって，脳内の情報処理が行われ，トラウマ記憶やPTSD症状が緩和されるのである。なお，EMDRについては，次の文献群［市井雅哉，2004a／2004b／日本EMDR学会編，2014／Shapiro, Forrest, 1997＝2006／Shapiro, 2001＝2004］を参照した。

　EMDRでは，トラウマ・PTSDの患者は，トラウマ記憶を想起したとき，感情を司る右脳が興奮状態になるその一方で，記憶を処理する左脳の活動が低下する，いわゆる脳の活動がアンバランスとなり，心身に異常をきたすのだと考えている（左脳右脳以外にも，運動の制御や大脳のバックアップを行う小脳も大きく関与している）。特に，右脳はサバイバル脳といわれるように，人類がこれまで生き存える（サバイバル）ための器官であることから，わが身が生命の危機的状態に陥ったときには稼働するという傾向がある。裏を返せば，危機のとき過剰に稼働するのだ。あるいは賦活状態（アクティベーション）に陥るのである。だからこそ，EMDRによって左右の目を経由しながら脳に左右交互の刺激を与えることにより，右脳の興奮状態が緩和され，左脳の記憶機能の低下が緩和されるのである。EMDRは，トラウマ・PTSDの原因となったできごとそのものに焦点化しなくても，その原因だと思われる情景を映像として漠然と思い浮かべるだけで情報処理（特に，視覚情報処理）をすることができる。トラウマ・PTSDの原因となったできごとを正確にかつ明確に言葉にしなくても良い分，EMDRは患者にとって負担が少なく安全な心理療法・治療だといえる。

　前に，持続エクスポージャー療法について述べたが，それとEMDR

に共通しているのは、普段は、恐ろしいあるいは辛いという情動から蓋を開けることのできないトラウマ記憶を安全な心理療法・治療の臨床現場において、患者が想起することによりその蓋を開けて、そのときにトラウマ処理を行い、その後、再度、蓋を閉めるという手続きである。そして、こうした手続きの繰り返しの後に、トラウマ記憶やPTSD症状が緩和されるのである。トラウマ記憶そのものの破壊、すなわち完全消去までには至らなくても、患者が適切な手続きによってトラウマ記憶を想起すればするほど、消去学習は促進されていくことになるのである。

　ここでNHKのクローズアップ現代（2013年12月11日放送）で紹介されたアスカさん（仮名）の例を示したい。

　慢性的な頭痛に悩まされてきたアスカさんは、セラピストによる聞き取りで、記憶を辿るうちに、子どもの頃の過酷な虐待があったことが判明した。それは、実の父親からの暴力であったが、恐怖のあまり、抵抗することができなかった体験が深いトラウマになっていた。

　そこでアスカさんはEMDRによるトラウマ治療を開始した。父親による暴力の記憶を1つひとつ辿っては、トラウマを取り除くという作業を繰り返した。そしてついに、最も深刻なトラウマを生み出したできごとに突き当たる。そのできごととは、アスカさんがかわいがっていたネコを、父親が突然捨てろと言い出したときの記憶である。

　「（ネコは）私のこと恨んでないかなぁ……。助けて、って。」

　この言葉に象徴されるように、アスカさんにとって唯一、心を許すことのできる存在であったネコを守ることができなかった自分を、時間が経った現在でも、責め続けていたのである。

　「わかってて、止められなかった自分がイヤ。『責め』っていう感じかな。……過去が、全然、過去じゃないんです。むしろ、今と過去がぐちゃぐちゃしてて、今、自分の身にかかっている感じ。」

　セラピストの分析よろしく、自分にとって唯一心を許せる大切なネコ

を守ることのできなかった自分自身への否定的な自己評価や感情が，頭痛やうつ的な気分につながっていたのである。そこで，セラピストは自分自身を責めるアスカさんの思考パターンを取り除く治療を行った。具体的には，セラピストは次のような質問をアスカさんに出した。

「仲の良い友だちが，あなたとまったく同じ環境で育ったとしましょう。何て，そのお友だちに言いますか。」

その質問に対し，アスカさん自身，「『怖いから，抵抗できないの当たり前やし』って言います。そのネコ，あなたのこと絶対に恨んでないから……。何も悪いことしてないやん。」と答えた。この応答に端的に示されるように，アスカさん自身，「自分は悪くない」と答えたときこそ，長年，苦しんできたトラウマから解放された瞬間だったのである（頭痛やうつ的な気分も治まっているという）。

このように，アスカさんの事例は，EMDRが短期間で成功を収めたものであるが，彼女の心身を苦しめているトラウマ記憶の正体が父親からの虐待（暴力）というよりはむしろ，父親の暴力に怯えて暮らす中で最愛のネコを守ることができなかったことに対する自己への責めにあることがEMDRによって明らかとなったのである。そして，セラピストの質問を通してその状況に置かれた自分の状況から距離を置いて客観視することにより，「自分は悪くない」ということに気づくことができた。アスカさんがトラウマの正体（原因となるできごと）に辿りつくことができたのは，言葉によるトラウマ語りという方法でなく，トラウマ記憶を映像という漠然とした形で想起するというEMDRの方法を用いたことにある。言葉を想起するよりも映像を想起する方が，患者にとってはるかに容易かつ安全なのである。

この事例に関しては，自らもEMDRを駆使した精神療法（EMDRを用いた簡易精神療法）を行う杉山登志郎の捉え方が参考になる。「トラウマを想起しながら眼球を25回から30回ほど左右に動かすことを続ける

と，トラウマ映像が変わってゆく。最初に標的としたイメージとの距離がとれ，想起にまつわる苦痛が薄れていく。それに伴って，最初は想起されなかった新たな映像が浮かび上がってくる。そしておおむね数回から10回ほどの眼球運動を用いたセッションで心理的な苦痛は軽減され，同時に肯定的自己認知の評価が向上してくる。」［杉山登志郎，2015：102］

杉山がいみじくも述べるように，アスカさんの場合，EMDRによってトラウマ「記憶＝映像」が父親から虐待される自分の映像から最愛のネコを守ることができなかった映像へと変わることで，想起された虐待による苦痛が緩衝されるその一方で，最愛のネコと自分との関係がクローズアップされることになったのである。トラウマ記憶の正体がクリアになることは，寛解への第一歩を踏み出したことになる。杉山のいう「肯定的自己認知の評価が向上してくる」のも当然の理路である。

また，別の事例であるが，ある店のトイレで小学生の娘が暴漢に連れ去られた後，殺害された事件を契機に，PTSDになった被害者の父親（患者）がEMDRの治療を受ける中で，最も辛い記憶を想起すると同時に，眼球運動処理を受ける中で，助けることのできなかった自分自身を責めることから解放されるという事例がある。この場合，父親は店のトイレへと向かう娘の後ろ姿を最も辛い記憶として想起したが，この思い出した映像がトラウマ記憶となって父親にPTSDを引き起こしたのだ。ただ，見方を換えると，この事例のように，トラウマ記憶となったできごとが明確で，原因となった映像を的確に想起できるとき，EMDRによる脱感作は威力を発揮すると考えられる。

以上のことからすると，従来の精神分析が営々と紡ぎ出してきたトラウマ，もっというと，患者の子ども時代における親子関係のトラブル・不和・障害，ひいては父親による虐待や暴力等々が原因であると見なす，いわゆる「大きな物語」もしくは「トラウマ物語」は，非現実なも

のか，あるいは，大雑把な捉え方であることが明らかになる。もっとも，最近の精神分析の主流は，H.コフートらの自己心理学であり，「大きな物語」に呪縛された精神分析家は稀であるかもしれないが……。

　アスカさんの事例のように，トラウマ記憶の原因は，父親による虐待というよりはむしろ，最愛の動物を守れなかった自己に対する責めというように，本人でさえ気づくことのできなかった，極めて繊細な事柄である。トラウマ記憶は，個々人によってさまざまであって，1つの「大きな物語」によっては説明することはできない。あえて表現するならば，「n個の物語」というのがふさわしい。しかも，この「n個の物語」は，固定したものではなく，映画のシーンのように，次から次へと継起する流動的なイメージから成るものである。

　その意味では，科学的実在ではなく，心的実在である，精神分析のトラウマを「リセット＝初期化」した上で，それに代わって「n個の物語」としてのトラウマ，そして前述した〈汎トラウマ主義〉をあらためて提示することにしたい。では，精神分析のいうトラウマを否定しておいて，舌の根も乾かぬうちになぜ極端な汎トラウマ主義の立場を採るのか──その理由はしごく簡単である。トラウマ体験・記憶は，記憶を有する私たち人類（ヒト）すべてにとって進化上，宿命的なものだからである。私たち人類に記憶する能力がある以上，トラウマ記憶は不可避なのだ。というのも，私たちは生後から生涯にかけて──精神分析が注目する子ども時代に限らず──，恐怖や不快に満ちた記憶を前述したように，環境からのサリエンシーとして必ず体験するからである。胎児が母親（妊婦）のお腹の中に居るときに感じるトラウマである「バーストラウマ（出生外傷もしくは出生児心的外傷）」［Rank, 1924 = 2013］については確証がないのでさておくとしても，ストレスフルな現代社会において一生のうちに，恐怖や不快に満ちた体験や記憶がまったくない者は皆無であろう。

分子脳科学や進化生物学が指摘するように，人類が獲得した記憶は，進化的適応であると同時に，進化的不適応でもあるのだ。記憶こそ，N.ハンフリーのいう「喪失と獲得」［Humphrey, 2003＝2004］の最たるものである。もっというと，記憶とトラウマ記憶とは，進化論上のトレードオフであり，前述した通り，トラウマ記憶は，進化論上のダークサイドにほかならない。私たち人類は，記憶という進化史上，最大の武器を手に入れること（連合による知識の形成および精神活動の基盤）と同時に，記憶の負の側面をも入手し，今日，より一層深刻化しつつある負の側面，すなわちトラウマ・PTSDの〈予防〉および〈治療〉に邁進していかなければならないのである。

Ⅵ. 身体・脳の制御を介しての心の制御に向けて
――内的環境制御の射程

1. 外的環境制御とアーキテクチャ

　この最後の章では，これまで論述してきたことを総括することよりもむしろ，従来の心理学的な記憶論を刷新した分子脳科学によるトラウマ・PTSD研究，ひいてはトラウマ記憶の基礎研究（総じて，記憶の基礎研究）が，今日の社会において思想的にどのように位置づけられるのかについて考察していくことにする。巨視的には，本書で述べてきたトラウマ・PTSDの対処仕方が示す今後の社会の展望についてである。

　こうした課題を果たすために，論述してきたことを最小限，取り上げると，まず何よりも分子脳科学が，脳を分子レベル，すなわち「物質」として捉えることにより，従来の心理学的な記憶論のような，観念論もしくは社会構成主義に陥ることなく，実在論的記憶論を展開することができたことである。分子脳科学によって記憶が従来考えられてきた以上に，動的なものであることが明らかになった。また，分子脳科学（広く，臨床神経学など）は，トラウマ・PTSDが海馬や扁桃体近くにあるマイネルト基底核に残存する「トラウマ記憶」であることや，記憶およびトラウマ記憶が「記憶痕跡（エングラム）」，すなわち特定の記憶の物理的痕跡で神経細胞集成体（セル・アセンブリ）に符号化されたものであることという具合に，物質的・物理的に跡づけた上で――ハードウエアとしての脳の摂理に則った上で――，患者に過度の恐怖や不安などのっぴきならない体験（再体験）を起こさせる「トラウマ記憶」をどのように予防・治療すればよいのかを理論的に考えることができたのである。そのとき明らかとなったのは，記憶のメカニズムを正確にかつ微細に捉え

VI. 身体・脳の制御を介しての心の制御に向けて―内的環境制御の射程　71

ることが，トラウマ・PTSD の予防や治療に直結するという可能性である。神経新生による海馬から大脳皮質への移動然り，記憶の不安定化と再固定化然り，連合然り，等々である。

　ただ，問題であるのは，分子脳科学の実在論的記憶論に基づくトラウマ・PTSD 予防と治療が今日の社会における立ち位置（ポジショナリティ），もっというと，こうした予防・治療が社会に与える影響面である。その影響面には必ず政治的な側面，すなわち管理技術・権力である。

　ところで，こうした管理技術・権力について筆者は以前，『学校身体の管理技術』［中井，2008］や『W 環境制御社会の到来』［中井，2013］といった著書の中で，制御思想の観点から批判的に論述してきた。トラウマ・PTSD 治療・予防に限って述べると，これは，新たな管理技術・権力としての「制御権力」に対応する（旧来の管理技術・権力は，パノプチコンなどの閉鎖環境の下での「調整権力」に対応するが，ここではこれ以上言及しない）。

　では「制御権力」とは何かというと，それは，身体の隷属化と住民管理を行うための多様かつ無数のテクノロジー（特に，電子技術）の成果をマキシマムに取り込んだものである。そして，この「制御権力」は，閉鎖環境から開放環境へと移行しつつある社会の権力であり，開放環境の誕生とともに創出された，各エリアの境界線を超えて活動する「自由な主体」を効率的に管理する権力である。

　何よりも重要なのは，「制御権力」が情報の束としての分割可能な個人を作り出し，それを機能的に制御する非人称的システムを作り出す管理技術だということである。これは人間のモノ化現象である。グローバリゼーション，特に「時は金なり」の加速化の影響で，従来，行動を心で説明していた段階から，心をスキップして，行動をいきなり脳で説明する段階へと移行したものと考えられる。いまや，心よりも脳，端的にいうと，脳のスペック化（＝高性能化）こそ肝要なのだ。

ところで，「制御権力」が支配下に置く環境もしくは対象には，次の2つの側面がある。

1つは外的側面である。その代表は，環境に埋め込まれたアーキテクチャ，たとえば，駅の自動改札，ファストフード店の堅い椅子，アルコール探知機内蔵の自動車，近づくとオフになるゲーム機，コンビニの店先でたむろする若者（だけ）を追い払うモスキート音響装置等々である。こうした管理技術・権力は，物理－工学的制御レベルのものである。

もう1つは，内的側面である。その代表は，人間のエンハンスメント，すなわち平均や標準を超えた能力向上，たとえばリタリン摂取やプロザック服用による“健常者”の集中力向上や自尊心回復，さらには慢性疲労改善点滴・美肌点滴や点滴バー等々である。こうした管理技術・権力は，生理的－医学的制御レベルのものである。

これら2つの「制御権力」のうち，前者の物理－工学的制御レベルのものは外的環境（生活環境）の制御に関与することから「外的環境制御権力」と呼び，後者の生理的－医学的制御レベルのものは内的環境（人体）の制御に関与することから「内的環境制御権力」と呼んでいる。

本書のテーマにかかわるのは，後者の方であることから，前者についてはごく簡単に述べることにしたい。「外的環境制御権力」については，L.レッシグのいう「社会秩序の維持」に関する4つの手法（モード），すなわち「法・社会規範・市場・アーキテクチャ」[Lessig, 1999 = 2001]が手がかりになる。これら4つのモードのうち，公共的秩序を維持するという目的のために，「法」と「規範」が人間の内面および視線や規範の内面化を必要とするのに対し，「市場」と「アーキテクチャ」はそれらを一切必要とせず，むしろ人間の行動（目に見えるもの）をあらかじめ制限・規制する。4つのモードの中で最も注目すべきなのは，「アーキテクチャ」である。これは，「建築」よりもむしろ「環境」という意味であり，人間（生体）がある特定の環境条件に置かれるとき，自然に

特定の反応を起こすソーシャル・デザインのことである。たとえば，駅
などの自動改札機と，それに対応した個人認証付きのICカード（磁気
カード）による鉄道の定期券である。「アーキテクチャ」という「外的
環境制御権力」では，人間の内面（善人／悪人）の区別なく，人間の行
動（結果）だけを規制したり検閲したりする。また，「アーキテクチャ」
では，「飲んだら車を運転するな」というように，「法」「規範」に訴え
ずに，呼気にアルコール分を感知したら動かないような自動車をデザイ
ンすることで解決を図ろうとする。

　このように，「アーキテクチャ」による「外的環境制御」は，対象者
の内面とはまったく独立した（＝関係のない）外的コントロールなので
ある。もっというと，「アーキテクチャ＝外的環境」そのものには「～
せよ」「～してはならない」という指令が埋め込まれていて，すべての
人たちはその指令に機械的に服従するしかない。「アーキテクチャ」と
いうハードウエアには，反抗するとか抵抗するといった選択肢は元々な
いのである。

2. 内的環境制御とADHD解釈モードの変容

　ところで，こうした新たな管理技術・権力は，心理治療や精神医療
の世界にまで押し寄せつつある。そのことについて，ラカン派のE.ル
ディネスコは，『いまなぜ精神分析なのか』という著書［Roudinesco,
1999＝2008］の中で言及している。それを敷衍すると次のようになる。
現在，グローバリゼーションの中で精神分析が衰退・終焉するその一方
で，新たな精神医療が台頭しつつあるという。つまり，従来，精神分析
といえば，神経症患者に代表されるように，罪責感，セクシュアリティ
などの内面的な葛藤を有する主体を対象とするものであり，こうした主
体の心奥を照らす技術であった。ところが，時間の超効率化を求めるグ

ローバルな社会においては，たとえば「うつ」の原因をもはや，こうした精神分析の主体にも，その心の中にも求めない。むしろ，その原因を脳（生理）のスペック（の障害）に求めるのだ。それゆえ，前述した「アーキテクチャ」よろしく，「うつ」病になった，その原因は脳のスペック障害である，ならばSSRI・SNRIなどの抗うつ薬を飲んで治せ，といった指令に服従するしかないのだ。その意味で今日の「うつ」病はもはや「鬱」病ではなく，心の風邪引きといえるくらい誰もが罹る可能性のある“軽い病”に過ぎないのだ。脳を基準とした場合，「うつ」病は脳のセロトニン（ノルアドレナリン）代謝異常なのであって，そうである以上，脳（ハードウエア）を治療できる薬を飲めばよいことになる（グローバリゼーションにおける短期的な解決）。「うつ」病が“軽い病”である理由は，神経伝達物質の代謝異常を治す抗うつ薬を飲むだけで済むという非論理的な論理にある。

　以上敷衍したルディネスコの言説の中には，心を原因とする「鬱」病から脳を原因とする「うつ」病への疾患概念の変容が，従来の「調整権力」から今日の「制御権力」への移行と対応していることを読みとることができる。しかも，人間の内面（内的環境）は，外的環境を制御する「アーキテクチャ」と同じ論理で制御されることになるのである。その典型は，ADHDである。

　従来，ADHDは，子ども（当事者）自身およびその子どもにかかわる親の「しつけ」や教師の「教育」の問題であると見なされてきた。ADHDの子どもは，大人たちの「しつけ」や「教育」の失敗の結果であると見なされ，大人たちによる，対象児への内面の鍛錬が求められてきた。つまるところ，ADHDの原因は内面に還元されてきたのだ。

　ところが，近年，ADHDは，前述した「うつ」病と同様，脳の機能障害であると捉えられるようになった。ADHDが脳の機能障害である以上，それに効くメチルフェニデート塩酸塩徐放錠（コンサータ）とアト

Ⅵ. 身体・脳の制御を介しての心の制御に向けて—内的環境制御の射程　75

モキセチン塩酸塩（ストラテラ）——当初はメチルフェニデート塩酸塩（リタリン）——を飲んで治療すればよいことになる。ADHDの「問題行動・症状」は，薬物療法による制御対象となったのである。正確にいうと，脳の機能障害を原因とするADHDの「問題行動・症状」は社会統制の対象となったのだ。ADHDの社会的抑制ツールこそ，前述したリタリンであり，コンサータやストラテラである。それゆえ，薬物療法の視線は，人間を徹底的にモノ化，さらには製薬会社との連携により，人間（患者）のマーケティング化・商品化を促進することになる。事実，ADHDの診断と処方は，近年，劇的に増大し，リタリン（メチルフェニデート）は1990年代の10年間で730％の伸び率をみせたという。

　なぜ，これほどまでにリタリンが普及したかである。1970年代の調査によると，リタリンはADHDの子どもだけでなく，「健常者」「正常な子ども」にも投与された。その結果，ADHDの子どもは集中力が高まって正常に近づき，「正常な子ども」はより一層良い結果を示した。すると今度は，ADHDの子どもだけでなく，ごく普通の子どもが試験前に一気に「遅れを取り戻す」ためにと，この薬を使うという傾向が生まれてきた。実際，薬の入手が容易なアメリカでは，普通の子どもがリタリンを摂取することに歯止めをかけることができなくなった。というのも，普通の子どもがリタリンを絶対摂取してはいけないという理由が見つからないからだ。その上，親たちが，他の何人もの子どもがこれで集中力を高めて試験に臨むという事実を知ってしまうと，たとえ薬物投与などに乗り気ではなくても，あたかも「乗り遅れた」ような気になって，子どもにしきりに勧めるというようなことになるのである。

　このように，薬物を摂取するだけで，「集中」という重要かつ高度な精神的能力が簡単に手に入れられるのである。これはあくまで，個人単位の利得問題である。巨視的には，今日の社会そのものが，ADHDの子ども／そうでない子どもを超えて，子どもの内面そのものには決して手

をつけず，薬物投与によって内的環境（脳）を直に改変・制御していくことを容認するようになったのである。そして，リタリンを飲むことが社会統制の対象としての，ADHDの「問題行動・症状」を超えて，すべての子どもに対する能力増強へと拡張されるとき，L.R.カスの「バイオテクノロジーと幸福の追求：大統領生命倫理評議会報告書[注1]」（著書名は『治療を超えて』[Kass, 2003=2005]）が射程に入ってくる。ADHDの子どもがリタリンを医師や周囲の大人によって飲まされていたのに対し，今日の子どもはリタリンを自ら進んで飲むのである。

　ここで重要なのは，あるときを境に，薬物療法・治療が一線を超えてしまうということである。つまり，リタリンはADHDの治療目的で対象児に飲ませるだけでなく，ごく普通の子どもが集中力をつけるために，いわゆる能力増強という目的のために自発的に飲むのである（リタリンの前に，ADHDの有無は関係ない）。そのことは，まさに，カスの著書（同報告書）の副題のタイトルにある，「beyond therapy」，すなわち「治療を超えた」エンハンスメントなのである。

3. トラウマ・PTSDの自然主義的制御
——エンハンスメントという臨界と消去学習

　トラウマ・PTSDに言及するまでに長い迂回をしてきたが，ここでようやく本題に戻ることにしたい。

　カスの同報告書には，薬物による増進的介入（エンハンスメント）に相当する事項が2つある。1つは，記憶の操作と呼ばれるもので，トラウマになった記憶を消去するような医療技術，あるいはチェックを受けずに直に記憶を消すことを指す。これは，記憶を消すという意味で「エンハンスメント（能力増強）」と語義矛盾しているが，それでも当事者からすると，トラウマから解放される訳だから，能力アップとなるのであ

る。もう1つは，気分の操作と呼ばれるもので，気分明朗剤（ムード・ライトナー）である。この薬は，ただ飲むだけで直に気分を明るくしてくれるものである。

　このように，トラウマ・PTSDの消去は，エンハンスメントと捉えられている。V章でトラウマ記憶の消去について論述したが，その方法および考え方には2つのタイプがあった。1つは，覚えていたことを想起した時点で不安定化するトラウマ記憶を薬物（タンパク質合成阻害剤）を用いて物質的，物理的に消去する方法である。もう1つは，完全に消去することができないまでも，できる限りトラウマ記憶を消去するべく，トラウマ記憶を引き起こした状況・環境が恐怖や不安を引き起こすようなものではない，安全なところであることを大脳皮質で幾度も学習を行い，トラウマ記憶に打ち勝つという消去学習の方法である。これら2つを比較すると，エンハンスメントに相当するのは，前者の薬物療法・治療である。前者の方法は，深刻なPTSDに対してだけでなく，ちょっとした不快な記憶（拡張された，もしくはインフレになったトラウマ）を消去する場合にも適用される可能性がある（現時点では，消去にともなう副作用は多大であるが，考え方としては副作用がほとんどなくなった時点でこの方法について検討すべきである）。それに対し，後者の消去学習が目指すのは，あくまで治療（セラピー）である。したがって，トラウマ・PTSDの治療について，治療（セラピー）とエンハンスメントの境界は明確であると考えられる。したがって，トラウマ・PTSDの治療において，薬物療法・治療による直の（＝物理的な）消去と，持続エクスポージャー療法などのセラピーによる消去学習とは，エンハンスメントか治療かという点でまったく異なるのである。

　以上，前者の，薬物療法・治療による消去がカスの同報告書でいうエンハンスメントに相当することを前提にエンハンスメントの問題点について述べておきたい。

こうしたエンハンスメントに関する問題点として考えられるのは，たとえば物理的な能力増強によって，内面を軽視することで自律的な自己が弱められるのではないか，あるいは，個々人の主体性が失われるのではないか，薬物依存症のように，真の現実から離れて薬で作られた自己に安住しようとするのではないか，そして，自由社会に求められる責任ある主体的自己が見失われてしまうのではないか等々である。事実，脳神経倫理学は，エンハンスメントによって人間固有の，自律的な自己が弱められるのではないかといった問題を提示している。ここに挙げた疑問点はすべて，「制御権力」によって稼働する社会およびその行動様式に特有のものばかりである。要は，「主体性」「自律性」「内面性」「こころ」といった近代社会の理念からの異議申し立てである。一見，これらの疑問点は，気分明朗剤（薬物）による増進的介入の倫理的問題にみえるが，その核心部分は，こうしたエンハンスメントによってこれらの近代社会の理念がゆらいでいることへの反発や抵抗の現れではなかろうか。

　論理展開がやや複雑になったので，ここまで述べてきたことを整理すると，次のようになる。

　わが国では近代社会からポスト近代社会（成熟社会）へと移行するにともない，管理技術・権力の方式が変容してきた。ポスト近代社会では従来の閉鎖環境での管理技術・権力に代替して，個々人がさまざまな空間を移動しながら，自由自在に活動する開放環境での管理技術・権力が必要になってくる。つまり，管理技術・権力は，規範を内面化させることで人間の心や行動を統制する「調整権力」から，人間の心や内面を度外視して専ら行動や外面を統制する「制御権力」へと移行しつつある（2つの権力が併用されているというのが現状である）。

　そして，この「制御権力」には，2つの環境に対応して2つのタイプがある。1つは，外的環境に対応する外的環境制御であり，レッシグの「アーキテクチャ」に代表される，外的環境の物理的−工学的制御で

ある。もう1つは，内的環境，特に脳に対応する内的環境制御であり，「エンハンスメント（能力増強）」に代表される，内的環境の生理的－医学的制御である。

これら2つのタイプの管理技術・権力のうち，トラウマ・PTSDに関係があるのは，後者の内的環境制御の方である。ただし，2つの環境制御は，前述したように，制御対象こそ異なれ，論理は同一である（内的環境制御もまた，「アーキテクチャ」の管理技術に準ずる）。

肝心であるのは，本書で述べてきた，トラウマ・PTSD治療が内的環境制御に対応していることである。正確には，トラウマ・PTSD治療のうち，タンパク質合成阻害剤投与という薬物療法・治療によるトラウマ記憶の直の消去が内的環境制御に対応している。つまり，薬物療法・治療による消去は，カスの同報告書で述べた記憶の操作，すなわちトラウマ記憶を消去するような医療技術，あるいはチェックを受けずに直に記憶を消すことにほかならない。

これに対し，もう1つのトラウマ・PTSD治療である，大脳皮質での消去学習，具体的には，系統的脱感作を嚆矢とする，持続エクスポージャー療法（認知行動療法）やEMDRなどの脱感作療法は，カスでいう「治療（セラピー）」であって，それを超えたエンハンスメントではないのである。なお，トラウマ・PTSD予防である，（運動による）神経新生による海馬から大脳皮質への記憶の迅速な移動は，自己治癒的なもの，もしくは自然の摂理であって，治療以前のもの（ましてや，エンハンスメント以前のもの）である。

では最後の最後に，「制御権力」という捉え方（思想）から消去学習を分析・考察することにしたい。

結論から述べると，消去学習はエンハンスメント（ハードな内的環境制御）ではないにもかかわらず，「制御権力」もしくは制御という捉え方（思想）に通底している。つまり消去学習は，海馬・扁桃体・前頭前

野など大脳のメカニズム（摂理）および記憶痕跡や記憶物質の移動や変容を根拠（エビデンス）に，トラウマ・PTSDの治療には何よりも脳（身体）の制御を行うことが不可欠であることを示している。トラウマ・PTSDといった心の問題を解決するためには，言葉によって単に心に働きかけるのではなくて，むしろ内的環境としての脳（身体）を制御しなければならない。つまり，脳（身体）の制御を介しての心の制御である。

　ところで，北野圭介は独自の制御思想を構築する中で，巨視的な観点からトラウマ・PTSDについて瞠目すべき考え方を提示している。トラウマ・PTSDに限っていうと，北野は同報告書でPTSDに対して用いられる薬物としてプロプラノールなどのベータ遮断薬に言及しながら，「エピネフリンの作用を抑制するベータ遮断薬を扁桃体に注入することで，記憶を弱めることが可能である」［北野圭介, 2014：338］とし，「記憶形成に関わる心の働きの可塑性の制御に，薬物を通して関与する可能性が開かれた」［同前］，すなわち「〈消去〉という制御が作動する」［同前］ということを読み取っている。その上で，「薬剤による脳（身体）への介入を通して，記憶形成という心的活動それ自体に変更を加えうる，つまりは，それを制御することが可能であるとするロジックだ。つまり，生物医学の近年の言説において，心的活動のうちに，身体的なもの，自然的なものを基礎付けようとする理論化の方向があからさまに出来しつつある」［同前：339］と述べている。

　北野は端的に，「PTSDを自然主義的に制御する」［同前：338］，すなわち「『心を制御する身体』を制御する」［同前：340］と要約しているが，これは，内的環境制御を正確に表現したものである。ここで北野が同報告書に言及しながら述べた「ベータ遮断薬を扁桃体に注入する」ことによる記憶の弱化，すなわち「〈消去〉という制御」は，Ⅴ章で述べた，タンパク質合成阻害剤の投与による記憶の破壊と同類のものであり，ハードなエンハンスメントであるが，ただ，北野が述べるように，

消去学習もまた，「PTSDを自然主義的に制御する」という点では同じロジックなのである。消去学習は，薬剤を使用しないにもかかわらず，大脳皮質（脳）という部位において，そして大脳皮質の制御を通してトラウマ記憶を凌駕するポジティブな記憶を形成していくという点では，薬剤による記憶の弱化と同様，脳の制御を介しての心の制御，すなわちトラウマ・PTSDの治療（改善）に何ら変わりはないのである。消去学習が言葉だけを頼りに心理治療するセラピーやカウンセリングではなく，むしろ持続エクスポージャー療法（認知行動療法）やEMDRのような，行動療法（脱感作）を通してなされるのは偶然のことではない。うつ病の治療に関して認知行動療法が薬剤を使用しないまでも――併用することも少なくないが――，治療方法の根拠（エビデンス）を扁桃体やDLPFCといった脳のメカニズムに依拠してきたことは，十分認識する必要がある。

　さらに，北野はPTSDの自然主義的な制御に関連して，DSM-ⅣにおけるPTSDに関する診断基準の用語の中に，心的な次元の概念だけでなく，身体的な次元に関する概念があること（「高い覚醒を示す症状が執拗に続く状態が見られること」）や，「記憶をめぐるそうした身体論的概念化の系譜が……記憶が身体という自然のなかで物質化されているとする考え方」［同前：344］を指摘している（なお，B.A.ヴァンダーコークのPTSD研究における心理的なアプローチから生物学的アプローチへの転回に関して重要な指摘がなされている［同前：344-347］）。

　以上，秀逸な北野の制御思想を紹介してきたが，彼の結論は，トラウマ・PTSDなどの治療が「身体の『自然』への制御を通して，心もまた制御」［同前：348］されること，思想的には「心が身体に対して制御主体となる発想を中心に展開していた心身問題は，ここでラディカルに再定式化される。身体（脳）を制御する技術が，意識も無意識も含めた心を制御する可能性の地平へと一気に拓かれつつある」［同前：349］こと

だ。北野が同報告を引き合いに出しながら，「人間は，その自然性を改善し，人間を超え出た存在へと〈強化〉すること（＝エンハンスメント－筆者）を目指すとともに，その記憶を〈消去〉し，自らの人間性を組み換えていく」［同前］といったポストヒューマン言説はともかく，トラウマ・PTSDやうつ病等々，いわゆる心の問題に対し，患者（クライエント）の個人史・生活史・家族歴などを手がかりにセラピーやカウンセリングするだけでは不十分であり，自然（脳・身体）を制御することを通して心を制御していかなければならないのである。すべての心の問題は，自然主義的に制御する以外に方途はないと考えられる。

　長い迂回を経た後で，Ⅴ章で述べた，神経新生の活性化による，記憶物質の海馬から大脳皮質への迅速な移動といったトラウマ・PTSDの予防方法と，前頭前野におけるトラウマ記憶の消去学習といったトラウマ・PTSDの治療方法は，心を制御する脳（自然）を制御する有力な方法であることが示されたのである。こうした知見は，記憶（トラウマ記憶）を科学的実在として物質的に捉えることのできる分子脳科学だからこそ――人文社会科学分野ではネオ唯物論に通底する――，見出すことができたのであり，今後，分子脳科学に基づく実在論的記憶論の展開がより一層希求される。

注

（注1）L.R.カスの「バイオテクノロジーと幸福の追求：大統領生命倫理評議会報告書」

　カスは，『治療を超えて――バイオテクノロジーと幸福の追求：大統領生命倫理評議会報告書――』［Kass，2003 = 2005］の中で，増進的介入分野として次の4つを挙げている。

(1)「よりよい子どもを得ようとすること」（産み分けや子どもの集中力増進）

(2)「すぐれた技能を達成するために」（スポーツにおける能力増進）

(3)「不老の身体」（老化防止）

(4)「幸せな魂」（薬物による大人の精神への増進的介入）

　これら4つのうち，内的環境を変容させる薬物療法と関連があるのは，(1) Better Children（「よりよい子ども」）と (4)「幸せな魂」である。

　また，松田純は，増進的介入を次のように分類している［松田純，2007：114］。

　　①肉体的能力の増進：遺伝子操作による筋力の増強／スポーツにおけるドーピング／薬物（成長ホルモン剤や向精神薬の投与）

　　②知的能力の増進：記憶などの認知力の強化

　　③性質の「矯正」：攻撃性などの行動特性の矯正，といった3つの能力面

　次に，子どもにおける薬物によるエンハンスメントについて述べたい。

　前述した (1) Better Children（「よりよい子ども」）であるが，従来，親はワクチン，ビタミン剤，フッ素入り歯磨き粉などの手法で，子どもの身体への介入を行ってきた。とりわけ，アメリカでは親が子どもにワクチンを受けさせる回数は非常に多く，その副作用が指摘されるほどである。ただ次に述べる「よりよい子ども」では，そうした子どもの身体への介入をはるかに超えたものばかりである。

　まず，1つ目は，「screening out」である。これは，遺伝病に関与する手法である。周知のように，選択的中絶はすでに実施されている。

　2つ目は，「fixing up」である。これは，デザイナー・チャイルドを作る手法である。具体的には，高い知性，良い記憶，絶対音感，穏やかな気質であり，いずれも社会的な交換価値からみて付加価値の高いものばかりである。

　3つ目は，「choosing in」である。これは，ある好ましい形式をもつ胚だけを子宮内に戻す生命操作である。つまり，初期胚時において受精卵の遺伝情

報のチェックを行うものであり，現在の生命操作技術の水準からみて十分実現可能なものである。

今日，このような，子どもの身体への介入はもっと進行している。その典型例が本文でも言及したADHD，すなわち注意欠陥多動性障害のケースである。この障害ほど，時代によって翻弄されたものはない。

文献

Berger,P.L. & Luckmann,T. 1967 *The Social Construction of Reality : A Treatise in the Society of Knowledge*, Anchor Books.（P.L.バーガー，T.ルックマン，山口節郎訳『日常世界の構成——アイデンティティと社会の弁証法——』新曜社，1977年／新版，山口節郎訳『現実の社会的構成——知識社会学論考——』新曜社，2003年。）

Dagognet,F. 1989 *Rematérialiser : Matières et Matérialismes*, J.Vrin.（F.ダゴニェ，大小田重夫訳『ネオ唯物論』，法政大学出版局，2010年。

Freud,S. 2010 *Vorlesungen zur Einführung in die Psychoanalyse（Biographisches Nachwort von Peter Gay）*, Fischer Taschenbuch Verlag.（S.フロイト，安田徳太郎・安田一郎訳『新版　精神分析入門⑤』角川書店，2012年。）

藤本　一勇　2013　『情報のマテリアリズム』NTT出版。

市井　雅哉　2004a「EMDR（眼球運動による脱感作と再処理法）」，内山喜久雄・坂野雄二編『現代のエスプリ・別冊　エビデンス・ベースト・カウンセリング』至文堂，177-187頁。

市井　雅哉　2004b「EMDR（眼球運動による脱感作と再処理法）——目から脳へ伝わるダイナミックな記憶の処理——」，『心理学ワールド』25，28-29頁。

Humphrey,N. 2002 *The Mind Made Flesh: Essays from the Frontiers of Psychology and Evolution*, Oxford University Press.（N.ハンフリー，垂水雄二訳『喪失と獲得——進化心理学から見た心と体——』紀伊國屋書店，2004年。）

井ノ口　馨　2011　「基礎の基礎」，『細胞工学』30巻5号，466-469頁。

井ノ口　馨　2013　『記憶をコントロールする——分子脳科学の挑戦——』岩波書店。

井ノ口　馨　2015　『記憶をあやつる』角川書店。

Kass,L.R.　2003　*Beyond Therapy : Biotechnology and the Pursuit of Happiness ／A Report by the President's Council on Bioethics*, Regan Books.（L.R. カス，倉持武監訳『治療を超えて——バイオテクノロジーと幸福の追求：大統領生命倫理評議会報告書——』青木書店，2005年。）

喜田　聡　2011「想起後の記憶制御のダイナミズム」，『細胞工学』30巻5号，475-481頁。

喜田　聡　2015　「扁桃体を中心とした前脳領域による恐怖記憶制御」，三品昌美編『分子脳科学——分子から脳機能と心に迫る——』化学同人，111-124頁。

北野　圭介　2014　『制御と社会——欲望と権力のテクノロジー——』人文書院。

國分功一郎　2015　『暇と退屈の倫理学 増補新版』太田出版。

工藤　佳久　2013　『もっとよくわかる！脳神経科学』実験医学・別冊，羊土社。

Lessig,L.　1999　*Code and Other Laws of Cyberspace*, Basic Books.（L. レッシグ，山形浩生・柏木亮二訳『ＣＯＤＥ——インターネットの合法・違法・プライバシー——』翔泳社，2001年。）

Lovett,J.　1999　*Small Wonders : Healing Childhood Trauma with EMDR*, Free Press.（J. ラベット，市井雅哉監訳『スモール・ワンダー——EMDRによる子どものトラウマ治療——』二瓶社，2010年。）

Mach,E.　1921　Die Mechanik in ihrer Entwicklung : Historisch-Kritisch dargestellt von Ernst Mach, Brockhaus.（E. マッハ，伏見譲訳『マッハ力学——力学の批判的発展史——』講談社，1969年。）

Levi-Montalcini,R.　2008　*L'asso nella Manica a Brandelli, Dalai Editore*.（R. レーヴィ＝モンタルチーニ，齋藤 ゆかり訳『老後も進化する脳』朝日新聞出版，2009年。）

松田　純　2007　「エンハンスメント（増強的介入）と〈人間の弱さ〉の価値」，島薗進・氷見勇監修『スピリチュアリティといのちの未来——危機の時代における科学と宗教——』人文書院，114-130頁。

中井　孝章　2008　『学校身体の管理技術』春風社。

中井　孝章　2012　『忘却の現象学——思考法の転回——』三学出版。

中井　孝章　2013　『Ｗ環境制御社会の到来』日本教育研究センター。

中井　孝章　2015　『［心の言葉］使用禁止！――アドラー心理学と行動分析学に学ぶ――』三学出版。

中前　貴　2015　「不安症と脳」，貝谷久宣・佐々木司・清水栄司編著『不安症の事典』日本評論社。

仲芝　俊昭　2011　「記憶情報の処理過程における海馬回路の役割」，『細胞工学』30巻5号，500-506頁。

中沢　新一　1994　『はじまりのレーニン』岩波書店。

日本EMDR学会編　2014　『EMDRによる解離性障害・複雑性PTSDの治療――キャロル・フォーガッシュ講義録――』二瓶社。

日本精神神経学会（髙橋三郎・大野　裕監訳）　2014　『DSM-5 精神疾患の診断・統計マニュアル』医学書院。

野中美応・尾藤晴彦　2014　「長期記憶の形成における脳領域に特異的な遺伝子発現の制御機構」ライフサイエンス新着論文レビュー（2014年10月28日）」，http://first.lifesciencedb.jp/

岡野　憲一郎　2006a『脳科学と心の臨床――心理療法家・カウンセラーのために――』岩﨑学術出版社。

岡野　憲一郎　2006b『忘れる技術――思い出したくない過去を乗り越える11の方法――』創元社。

岡田　大介　2011　「入力特異的な記憶固定化とシナプスタグ機構」，『細胞工学』30巻5号，515-520頁。

Rank,O.　1924　*Das Trauma der Geburt und seine Bedeutung für die Psychoanalyse*, Internationale Psychoanalytische Verlag, Wien.（O.ランク，細澤仁・安立奈歩・大塚紳一郎訳『出生外傷』みすず書房，2013年。）

Rothbaum,B.O., Foa,E.B., Hembree,E.A.　2007a　*Reclaiming your Life from a Traumatic Experience: Workbook*, Oxford University Press.（B.O.ロスバウム，E.B.フォア，E.A.ヘンブリー，小西聖子・金吉晴監訳『PTSDの持続エクスポージャー療法――ワークブック――』星和書店，2012年。）

Roudinesco,E.　1999　*Pourquoi la Psychanalyse?*, Fayard.（E.ルディネスコ，信友建志・笹田恭史訳『いまなぜ精神分析なのか』洛北出版，2008年。）

Foa,E.B., Hembree, E.A., Rothbaum,B.O.　2007b　*Reclaiming your Life from a Traumatic Experience: Emotional Processing of Traumatic Experiences.*（E.B.フォア，E.A.ヘンブリー，B.O.ロスバウム，金吉晴・小西聖子監訳

『PTSDの持続エクスポージャー療法――トラウマ体験の情動処理のために――』星和書店，2009年。）

Shapiro,F., Forrest,M.S. 1997 EMDR：the breakthrough therapy for overcoming anxiety, stress, and trauma, Basic Books.（F. シャピロ，M.S. フォレスト，市井雅哉監訳『トラウマからの解放：EMDR』，二瓶社，2006年。）

Shapiro,F. 2001 *Eye Movement Desensitization and Reprocessing : Basic Principles, Protocols, and Procedures*, Guilford.（F. シャピロ，市井雅哉監訳『EMDR――外傷記憶を処理する心理療法――』二瓶社，2004年。）

下河辺美知子 2015 『グローバリゼーションと惑星的想像力――恐怖と癒しの修辞学――』みすず書房。

白井　聡 2015 『「物質」の蜂起をめざして――レーニン，〈力〉の思想――』作品社。

Spence,D.P. 1987 *The Freudian Metaphor : Toward Paradigm Change in Psychoanalysis*, Norton.（D.P. スペンス，妙木浩之訳『フロイトのメタファー――精神分析の新しいパラダイム――』産業図書，1992年。）

杉山　登志郎 2015 『発達障害の薬物療法――ASD・ADHD・複雑性PTSDへの少量処方――』岩﨑学術出版社。

鈴木章円・大川宜昭・野本真順・井ノ口馨 2014 「記憶痕跡」，『脳科学辞典』[https://bsd.neuroinf.jp]

高橋　秀実 2005 『トラウマの国』新潮社。

田村　隆明 2011 『分子生物学超図解ノート』羊土社。

戸田山　和久 2005 『科学哲学の冒険――サイエンスの目的と方法をさぐる――』日本放送出版協会。

戸田山　和久 2015 『科学的実在論を擁護する』名古屋大学出版会。

塚原　仲晃 1987 『脳の可塑性と記憶』紀伊國屋書店。

塚原　仲晃 2010 『脳の可塑性と記憶』（新版）岩波書店。

Wolpe,J. 1990 The Practice of Behavior Therapy, Pergamon general psychology series, 1), Pergamon Press.（J. ウォルピ，内山喜久雄監訳『神経症の行動療法――新版行動療法の実際――』黎明書房, 2005年。）

あとがき

　これまで筆者は，トラウマ・PTSDについて言及することを避けてきた。主な理由は，本文でも取り上げた高橋秀実の著書『トラウマの国』で指摘されているように，当事者がトラウマだといえば何でもトラウマになってしまう，いわゆるトラウマのインフレに対し憤りを持っていたからである。そして，トラウマ・PTSDが心が原因で引き起こされる心因性の障害であることにも強い反発を持っていた。さらには，J.ハーマンの記憶回復療法（トラウマ回復療法）によって多くの不幸な人々を生み出してきたことにも憤りを感じていた。

　こうしたさまざまな理由から筆者はトラウマ・PTSDの問題圏から距離をおいてきた訳である。ところが，つい最近，トラウマ・PTSDが実は心理学分野の記憶の問題であることに気づいた。つまり，トラウマ・PTSDとは，「トラウマ記憶」であり，煎じ詰めると，記憶の問題なのである。筆者が少し前，「忘却」という事象に関心を持ち，1冊の小著を上梓していたことが幸いした。というのも，「忘却」とは「記憶」の反対語だからである。ただ，「記憶／忘却」といった対比・二分法は表層的な捉え方に過ぎず，両者はもっと複雑に絡み合っていることに気づいた。本文でも少しだけふれたように，新しい情報を海馬にインプットするためには，海馬にある前の情報（＝短期記憶）を整序して，海馬の記憶容量を増やさなければならないのである。この場合，コンピューター・ハードディスクの空き容量をクリーンアップによって増やすのと同じように，海馬の空き容量を情報選択（捨象）によって増やすことが「忘却」に相当する。こうした知見も含め，「記憶／忘却」については近い将来，別の機会にまとめたいと考えている。

　このように，トラウマ・PTSDの問題圏から遠ざかっていた筆者で

あったが，トラウマ・PTSD＝トラウマ「記憶」であると気づいたとき，本格的に記憶論を研究すれば（学べば），トラウマ・PTSDを究明することができるのではないかと考えたのである。その直感は当たっていた。というよりは，予想外の知見が筆者に舞い込んできたのである。それが，2回に及ぶ文部科学省の科学研究費評価第二部会（総合領域・複合新領域）への出席を契機に遭遇した分子脳科学という脳科学の最前線の分野であり，それが展開する記憶論である。とはいえ，分子脳科学は齧歯類の動物実験を行うバリバリの理系の学問分野である。初めは，動物実験はあくまで「動物」実験なのであって，人間の病気の解明にはつながらないと考えていた。

　ところが，よくよく考えてみると，情動（恐怖や不安）のように，海馬や扁桃体などの大脳辺縁系（低次脳）がかかわる事象であれば，人間と動物とのあいだにそれほどの乖離はないはずである。情動は，あらゆる生体にとって生存にかかわる原始的な機能であり，人間と動物とのあいだに共通点も少なくないことから，動物実験からでも人間にとって有用な知見を引き出すことができると考えられる。情動およびその機能を司る大脳辺縁系について筆者はA.R.ダマジオ（ソマティック・マーカー仮説）や進化行動学（システム1／システム2）を学んでいたことも幸いした（その成果は，著書『無意識3.0』として上梓している）。

　分子脳科学による動物実験（タンパク質合成阻害剤を用いた音恐怖づけ実験）が有用なのは，人間を対象にした場合，到底踏み込むことのできない分子レベル，すなわち物質レベル——記憶痕跡に典型される——において，記憶（トラウマ記憶）を解明することができるということである。分子脳科学は，記憶痕跡（記憶物質）が脳のある部位から別の部位へと移動したことを追跡することができる。つまり，記憶を記憶物質として捉えることができるのだ。その意味において，分子脳科学は一般の心理学における記憶論とは異なり，記憶物質（記憶痕跡）を研究対象とする

「実在論的記憶論」を展開することができる訳である。

　しかも，記憶研究はトラウマ記憶研究に直結することから，分子脳科学はトラウマ記憶のメカニズムを分子レベル，たとえば記憶物質の破壊や消去，記憶物質の移動等々という具合に，解明するとともに，こうした実験を通して得た知見（エビデンス）をもってトラウマ・PTSDの予防と治療に貢献することができるのである。

　本書の中で繰り返し述べたように，トラウマとはトラウマ記憶のことであり，そのトラウマ記憶を予防・治療するためには，トラウマ記憶を心理療法・治療のように，心因性に基づいて言語的に治療するのではなく，人間と動物に共通する低次脳の観点からトラウマ記憶物質（記憶痕跡）として捉え，低次脳の摂理（エビデンス）に跡づけながら的確に予防もしくは治療していくことが不可欠なのである。トラウマ・PTSDを予防・治療するためには，記憶のメカニズム，ひいては低次脳のメカニズム（勿論，低次脳は高次脳とかかわりを持つが）を正確に捉えなければならない。

　最後になって気づいたことであるが——本来，そのこととのかかわりで本書の構成を考え直さなければならないのであるが——，分子脳科学が展開する実在論的記憶論においては，本文で述べた，実在論／観念論に関する論議は不要だということである。こうした論議が必要だと考えるのは，筆者が文系の研究者だからに過ぎない（科学哲学もまた，科学実験に携わらないという点で同じである）。動物実験をはじめ，実験に携わる研究分野では，実在論／観念論という区別はなく，ただ，実在論があるのみだ。

　むしろ，文系の研究者である筆者からみて，今後，考えるべきは，従来のように，トラウマ・PTSDを，カウンセラーのように，心因性の立場からのみ捉え，言語的レベルにおいて対処していこうとするのは，もはや通用しないのではないかということである。VI章でも述べたよう

に，トラウマ・PTSDは，まず，何らかの物質として実在すると真摯に捉え，その物質を脳の摂理に跡づけ，エビデンスを確保した上で，対処していくことが求められているのではないか。総じて，心を制御する脳（身体）を制御する，すなわちトラウマ・PTSDを自然主義的に制御するということである。こうした制御の仕方へと行き着くためには，まず何よりも，トラウマ・PTSDがトラウマ記憶として物質として実在しているということを確信することにある。心を制御する「脳（身体）」を制御することは，脳（身体）の中に実在する物質にかかわるということであり，こうした実在こそ，トラウマ・PTSDに対する真摯な予防・治療を可能にしてくれるように思われる。このような意味を込めて本書のタイトルを『カウンセラーは動物実験の夢を見たか』とした。トラウマ・PTSDの問題を脳の摂理に跡づける一部のセラピストはともかく，言語だけをもってトラウマ・PTSDの治療にあたるカウンセラーは，本書で述べた動物実験から導き出された知見を学んでもらいたい。

　最後の最後に言いたいことは，筆者を含め，カウンセラー（文系研究者）に最も欠落しているのは，物質を重んじる考え方，すなわち物質的思考モードであり，（同様のことであるが）実在（科学的実在）を重視する考え方，すなわち実在論的思考モードではなかろうかということである。裏を返せば，カウンセラーを含め文系研究者は相互主体的な記号や言語の住人であり，広義の社会構成主義者の集まりである。F.ソシュールよろしく，記号や言語さえ変われば，この世は変化する（病気は改善される・治癒される）と信憑している文化革命論者である。繰り返し強調するが，物質や実在の重みこそ，研究者を真摯かつ謙虚にしてくれ，真正の研究へ導いてくれるのである。

謝辞

　本書は，筆者にとりまして単著，60冊目となります。50冊目は『空間論的転回序説』でしたが，今回と同じく，大阪公立大学共同出版会から刊行して頂きました。本当に光栄に思います。今回も，理事長の足立泰二先生（大阪府立大学名誉教授／理学博士）をはじめ，編集の川上直子氏，事務局の児玉倫子氏，安田尚子氏にお世話になりました。厚く御礼申し上げます。

平成27年9月9日　著者

【著者略歴】

中井　孝章
現在、大阪市立大学大学院生活科学研究科教授
学術博士

近著
・『［心の言葉］使用禁止！：アドラー心理学と行動分析学に学ぶ』（三学出版）
・『授業者は昆虫型ロボット Genghis の夢を見たか：「高次脳／低次脳」フレームワーク』（日本教育研究センター）
・『観念論者はレーニンの夢を見たか：実在論の擁護』（日本教育研究センター）

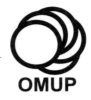

OMUPの由来

大阪公立大学共同出版会（略称OMUP）は新たな千世紀のスタートとともに大阪南部に位置する5公立大学、すなわち大阪市立大学、大阪府立大学、大阪女子大学、大阪府立看護大学ならびに大阪府立看護大学医療技術短期大学部を構成する教授を中心に設立された学術出版会である。なお府立関係の大学は2005年4月に統合され、本出版会も大阪市立、大阪府立大学から構成されることになった。また、2006年からは特定非営利活動法人（NPO）として活動している。

Osaka Municipal Universities Press (OMUP) was established in new millennium as an association for academic publications by professors of five municipal universities, namely Osaka City University, Osaka Prefecture University, Osaka Women's University, Osaka Prefectural College of Nursing and Osaka Prefectural College of Health Sciences that all located in southern part of Osaka. Above Prefectural Universities united into OPU on April in 2005. Therefore OMUP is consisted of two Universities, OCU and OPU. OMUP has been renovated to be a non-profit organization in Japan since 2006.

カウンセラーは動物実験の夢を見たか
──トラウマの実在論的記憶論──

2015年12月17日　発行

著　者　中井　孝章
発行者　足立　泰二
発行所　大阪公立大学共同出版会（OMUP）
　　　　〒599-8531　大阪府堺市中区学園町1−1
　　　　大阪府立大学内
　　　　TEL　072(251)6533
　　　　FAX　072(254)9539
印刷所　石川特殊特急製本株式会社

©2015 by Takaaki Nakai. Printed in Japan
ISBN 978−4−907209−47−6